CD付き
Total Playing Time
78 minutes

長谷川淳史 著　田中敦子 CDナレーション

腰痛ガイドブック

根拠に基づく治療戦略

春秋社

はじめに

わたしたちは今、腰痛について、いったい何を知っているというのでしょう？

腰痛の原因は、直立二足歩行による過重な負担が腰を傷つけたため、あるいは歳老いて腰が劣化したためだとされています。

だとすれば、ここは人類の宿命だと割り切り、甘んじて腰痛を受け入れるべきなのでしょうか？　ガラス細工のような弱々しい腰をかばいつつ、腰痛に怯えながら一生暮らさなければならないのでしょうか？　そもそもそんな欠陥のある生物が、絶滅もせずにこの地球上で四三〇万年も生存できるものでしょうか？

厚生労働省の「国民生活基礎調査」によると、**腰痛は国民が感じている症状の第一位**であり、通院加療中の患者も高血圧に次いで第二位となっています。もちろん、医療施設を受診しない人もいれば、現代医学以外の補完代替《ほかんだいたい》医療を利用する人もいるでしょうから、実際に腰痛を抱えている人の数は計り知れません。

これほどありふれた症状でありながら、腰痛はいまだに多くの謎に包まれたままで、実のところその正体はあまりよく分かっていないのです。というのも、自覚症状と理学所見や画像所見との関連性が低く、**原因を明確に特定できるのは全腰痛患者の一五パーセントにも満たない**からです。

ところが一九九一年、医学界に**ＥＢＭ**（Evidence-Based Medicine：根拠に基づく医療）という考え方が登場し、おぼろげながらではあるものの、腰痛の謎が少しずつ解明されようとしています。

テーラーメイド・メディシンとも呼ばれるＥＢＭは、現時点で入手可能な最良のエビデンス（証拠・根拠）を把握したうえで、多様性のある個々の患者にとって最善の医療を提供しようとするものであり、サイエンス（科学的根拠）とアート（専門的技量）の統合を意味します。

そこでまず、ＥＢＭの土台となるサイエンスの部分を固めるために、従来の診断や治療の再評価が始まり、各分野で根拠に基づく診療ガイドラインが作成されるようになりました。そして今現在、少なくとも一五の腰痛診療ガイドラインが全世界に存在します。

この医学史に残る革命ともいえるプロセスにおいて、腰痛の分野では驚くべき変化が起きました。これまでの「生物学的（物理的・構造的）損傷」という機械的なモデルから脱却し、さまざまな要因によって生じる「生物・心理・社会的疼痛《とうつう》症候群」として腰痛を捉えるようになったのです。これがいわゆる**腰痛概念の劇的な転換**です。

となれば当然、これまでの治療戦略を大幅に修正しなければなりません。身体的病変のみならず、腰痛の背景に隠された心理社会的側面にも焦点をあて、心身両面にわたる多角的アプローチが求められます。

事実、すべての腰痛診療ガイドラインが、心理社会的因子を重視すべきだと勧告しています。さらには、ガイドラインに則した治療を行なうことによって、治癒率と満足度の向上、ならびに再発率と医療費の低下が確認されてもいるのです。

しかし、ガイドラインが作成されたからといって、必ずしもあなたの助けになるとはかぎりません。医療システムが障害となってガイドラインに則した治療ができない場合もあれば、ガイドラインが推奨する方法があなたの価値観にそぐわない場合もあるからです。

とはいえ、腰痛に対する態度と信念を根本的に改めることが、この問題を解決する突破口となるのは明らかです。

たとえば、オーストラリアのビクトリア州では一九九七年に、ゴールデンタイムでのテレビＣＭ、ラジオＣＭ、新聞や雑誌の広告、屋外看板広告、ポスターなどを駆使して、新たな腰痛概念を伝えるマスメディア・キャンペーンを実施し、腰痛による欠勤、障害保険請求、医療費の大幅な削減に成功しているのです。

こうしたマスメディア・キャンペーンは、イギリスのスコットランド（二〇〇〇年）、ノルウェーのヴェストフォル県とアウスト・アグデル県（二〇〇二年）、そしてカナダのアルバータ州（二〇〇五年）でも実施されていて、各国とも素晴らしい成果を収めています。

世の中には、腰痛の治療法が数え切れないほどあります。たしかに治療も大切かもしれません。ごく稀にですが、手術を躊躇《ちゅうちょ》すべきでない場合もあります。しかしそれ以上に大切なのは、**新しくなった腰痛概念をよく理解し、腰痛にまつわる時代遅れの常識を捨て去り、腰痛に対して抱いている態度と信念を変えること**となのです。

本書の目的はそこにあります。これから世界の腰痛診療ガイドラインの勧告を基に、腰痛を解決するためにあなたができること、そしてやってはいけないことを紹介します。それを把握したうえで、あなた自身がどの道を選ぶかを判断してください。現時点では、これがもっとも安全かつ費用対効果の高い腰痛対策だと考えられます。

ただし、急激な変化には苦痛が伴います。人は慣れ親しんだ考え方を変えようとすると、緊張し、不安を覚え、恐怖すら感じるようです。それも常識とされている考え方を変えようというのですから、得体の知れない孤独感にさいなまれるかもしれません。

そこであなたの苦痛や孤独感を和らげるために、特別なCDを用意しました。この**CDを何度もくり返し聴くことによって、ゆっくりと理解を深めていただき、根拠に基づく治療戦略をマスター**してもらえればと思います。

このCDブックが少しでもあなたのお役に立つことを、そして願わくはひとりでも多くの腰痛難民が救われることを心から祈っています。

二〇〇〇年から始まったWHO（世界保健機関）の世界運動、「運動器の一〇年」の期間中に本書を上梓できる幸運に感謝しつつ……。

腰痛ガイドブック——根拠に基づく治療戦略

目　次

腰痛ガイドブック——根拠に基づく治療戦略

第1章

神話の崩壊

腰痛は人類の宿命か

腰痛といえば、世間ではこんな噂がはびこっているようです。

「腰痛は、直立二足歩行を選択した人類の宿命であり、からだの重さに耐えきれなくなった腰の悲痛な叫びである」

「過重な負担で受けた腰の損傷は、背骨や椎間板の異常として画像検査で確認できる」

「腰痛に襲われた時は、痛みが消えるまで静かに寝ているのが鉄則」

「完治させるには手術によって腰を修理する以外にない」

ずいぶんもっともらしく聞こえますが、この手の話はもはや完全に一蹴されていて、今では腰痛にまつわる神話でしかなく、前世紀の遺物と化しています。

もしかするとあなたは、まだこんなブラフ（こけおどし）に踊らされているのではないでしょうか？

一九九一年、医学界にＥＢＭ（Evidence-Based Medicine）という概念が登場しました。これは、目の前にいる患者に、何かをした場合、ほかの方法と比べて、結果にどんな差があるのかを把握したうえで、多様性のある個々の患者にとって最善の医療を提供するための方法論です。

もしくは、医師個人の経験や伝統、権威者の意見にあまり捉われず、病理学的裏付けはともかくとして、医療現場で得られた信頼性の高い証拠を基に、患者と話し合いながら治療方針を模索する一連の行動指針とされています。

日本では「根拠に基づく医療」と呼ばれていますが、世界人口が六七億人ならば六七億通りの治療方針が成り立つことから、個人に最適化された「テーラーメイド・メディシン」「オーダーメイド・メディシン」という呼び名もあります。

このEBMが登場したことによって、各分野で従来の診断と治療の再評価が始まりました。腰痛の分野では、アメリカ政府が一九九四年に『成人の急性腰痛診療ガイドライン』を発表したのを皮切りに、世界各国が競うように次々とガイドラインを発表しています。ヨーロッパの一四カ国が参加した『ヨーロッパガイドライン』を含めると、今現在、少なくとも一五の腰痛診療ガイドラインが世界に存在します。

ただし、ガイドラインといっても料理本ではありませんから、そのレシピを無理やり患者に押し付けるわけにはいきません。EBMがもっとも関心を寄せているのは、ガイドラインが明らかにした内容を、価値観の異なる一人ひとりの患者にどう生かすかということです。

医学の父、ヒポクラテス曰く。

人生は短く、技《アート》の道は長い

機会は逸しやすく、経験は欺き、判断は難しい

医学教育の基礎を築いた、ウイリアム・オスラー卿曰く。

医療はサイエンスに支えられたアートである

結局、最後はシェフの腕が物をいうわけです（表1参照）。

表1．EBMの4ステップ

ステップ1	疑問点抽出	臨床現場における生の疑問点を取り上げる
ステップ2	文献検索	毎年発表される200万件を超える論文をすべて検索する
ステップ3	批判的吟味	収集した論文の質と証拠能力を厳正に審査する
ステップ4	適用性判断	得られた証拠が目の前の患者に適用できるか考える

いずれにせよ、腰痛の謎がすべて解明されたとはいえないまでも、ガイドラインの作成過程でいくつかの意外な事実が明らかとなりました。

第一に、**腰痛は**「生物学的（物理的・構造的）損傷」というより、さまざまな要因によって生じる**「生物・心理・社会的疼痛《とうつう》症候群」**だということ。

第二に、ごく一部の例外を除き、ほとんどの腰痛は風邪やササクレ（逆剥《さかむけ》）のような**「自己限定性疾患」**（self-limited disease）、すなわち、**ある一定の経過をたどって自然に治癒する、予後良好の疾患**だということ。

そして第三に、安静が腰痛や下肢痛に効果があるという証拠はなく、**安静にしているとかえって回復が遅れる**ということ。

要するに腰痛は、背骨や椎間板の異常より心理社会的因子の影響を強く受けているると同時に、たいていは発症から数週間以内に自然治癒するもので、動かずに寝ているよりも普段どおりの生活を続けたほうが早く回復するということです。

たしかに、誰もがいつかは腰痛を経験するかもしれませんし、その再発もごく一般的に見られるのはまぎれもない事実です。しかしそれは、腰の何かが壊れたとか、古傷がまた悪化したという意味ではありません。

もし腰痛が風邪の症状と同じだとしたら、不思議でも何でもないと思いませんか?

医学界はかつて、「腰部損傷」というモデルを頑なに信じ、あるはずの腰部損傷を見つけだし、腰への負担を減らすことに熱中するあまり、患者たちに誤ったメッセージを伝えてきました。

腰痛にまつわる迷信や神話は、こうした時代の潮流の中で芽吹いたわけですが、善《よ》かれと思って取り上げたメディアとネットの影響力もあって、腰はガラス細工のように壊れやすいものだという印象を人々に与えました。

そしてからだを動かすことや腰に負担のかかる作業、損傷の再発に対する不安と恐怖を植え付けてしまったのです。

しかし、背骨はガラス細工のようにもろくはありませんし、だるま落としのような単純な構造でもありません。

腰を支えている腰椎《ようつい》と呼ばれる背骨は、上下の椎間板に挟まれているだけでなく、上下左右の椎間関節《ついかんかんせつ》ともしっかり連結し、六カ所の結合部で頑丈な関節複合体を形成しています（図1・2参照）。さらには、靭帯《じんたい》や骨格筋《こっかくきん》と名乗る屈強なボディガードたちに囲まれ、厳重にガードされてもいます。

これほど強力で適応性のある関節は、おそらくからだ中のどこを探しても見つからないでしょう。

にもかかわらず、腰痛が仕事と関連する職業病だと考えた医学界は、重い物を持たせないようにし、正しい姿勢や正しい物の持ち上げ方を教え、コルセットやサポートベルトで腰を守り、少しでも腰への負担を減らそうと躍起になってきました。

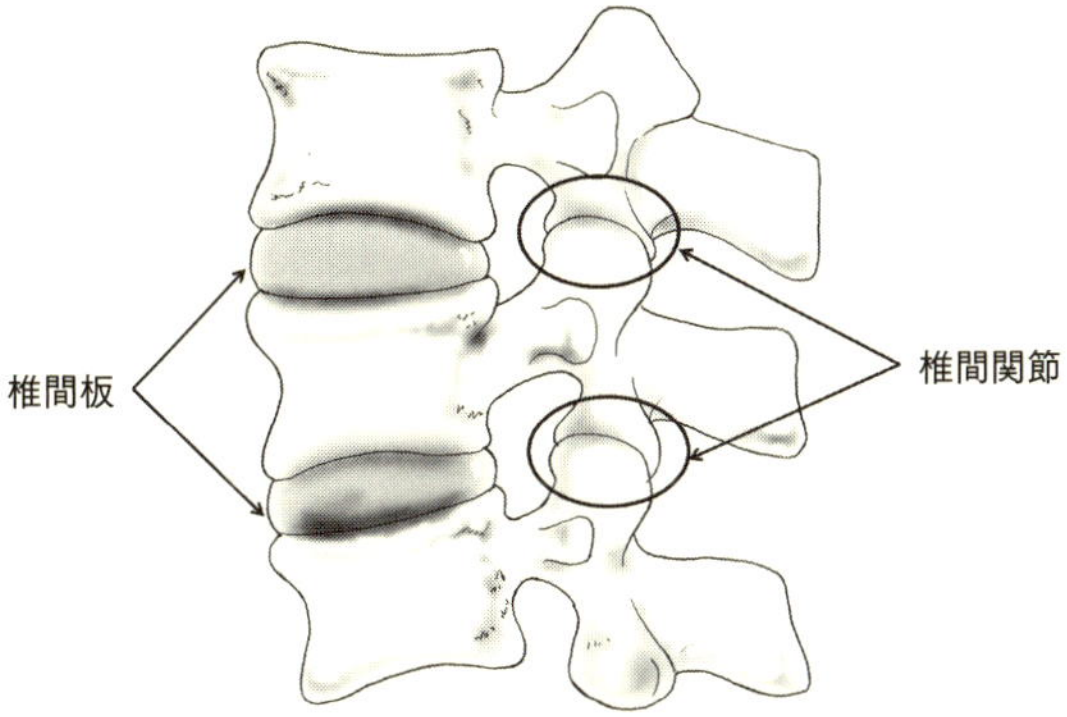

図１．椎間板と椎間関節で構成された関節複合体

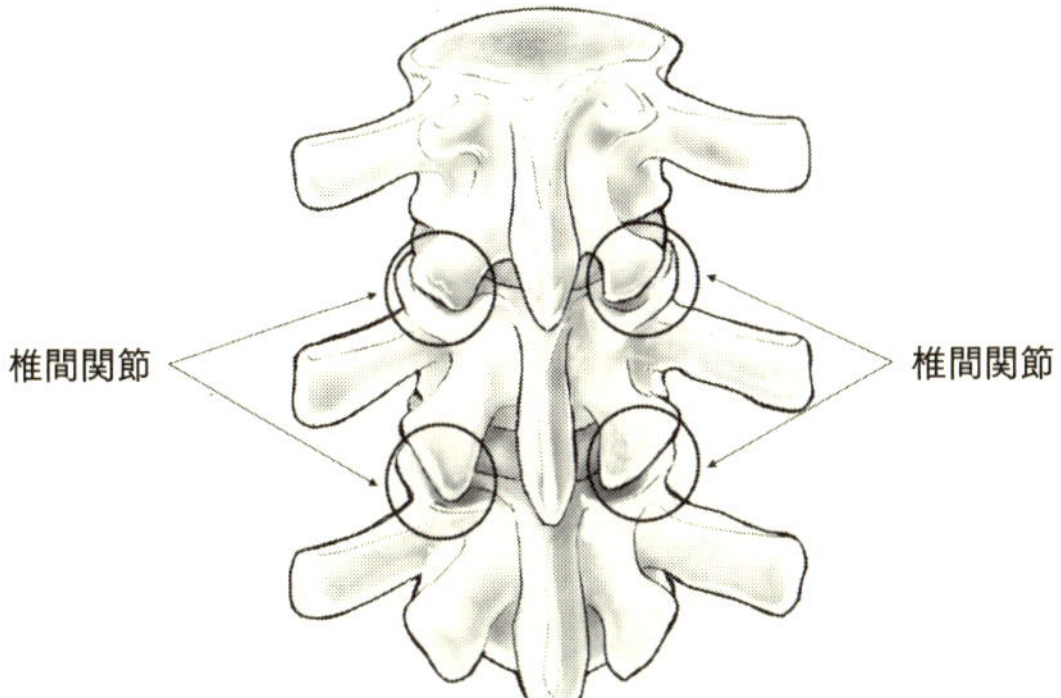

図２．上下左右の椎間関節

第１章　神話の崩壊――腰痛は人類の宿命か

ところが、腰痛は職業とも腰への物理的負担とも関係がなく、腰痛を防ぐ正しい姿勢や正しい物の持ち上げ方もなければ、コルセットやサポートベルトも役立たないことが次々と判明しました。結局、この七五年におよぶ人間工学的アプローチは、徒労に終わったのです。

ですから、腰が痛いからといって安静にする必要はありません。**腰痛にまつわる迷信や神話はすべて忘れ、不安や恐怖に打ち克ち、勇気を振り絞って動くこと。**現時点では、これが腰痛に対するもっとも効果的な治療法なのです（図3参照）。

ただし、痛みが強くて動けないという結果的な安静は別です。それでも二日以上寝ていると回復が遅れる傾向にありますから、痛みと相談しながら少しずつ活動範囲を広げていってください。動いたからといって、寝たきりになるわけでも、手術を要する壊滅的ダメージを受けるわけでもありません。

断っておきますが、腰痛は基本的に手術の対象ではないのです。**本当に手術が必要なのは、重大な病変のあるごく一部の患者**にかぎられています。それ以

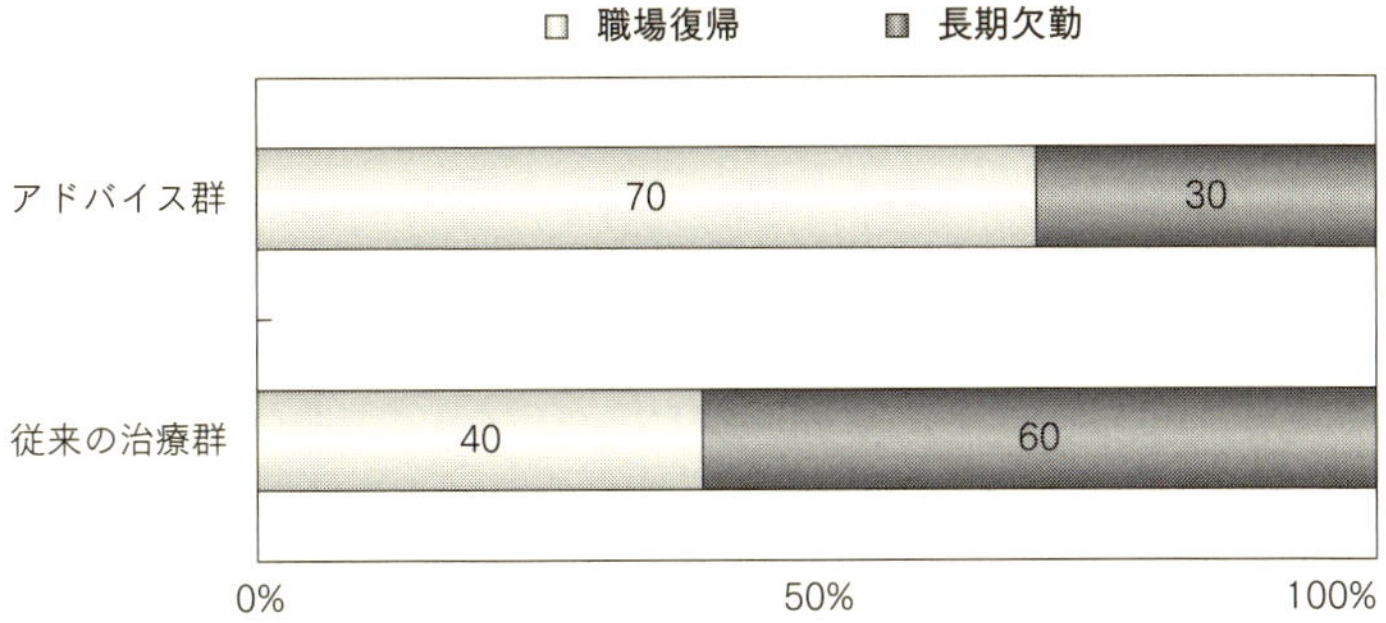

図３．神話を忘れて怖がらずに動くようにアドバイスした結果
（Indahl A. et al : *Spine*, 1995 より）

外の患者が手術を受けたところで、遅かれ早かれ治ってしまう運命にありますから、長い目で見ればそれほど大きなメリットがあるとはいえません（図4参照）。

手術をしてもしなくても回復するということは、腰痛が風邪やササクレのような、自己限定性疾患だという確たる証拠です。

それから「歳のせいで腰が痛くなった」とか、「この歳になるともう治らない」といった声をよく耳にしますが、これも背骨や椎間板の老化で腰痛が起きるという神話のひとつです。

腰痛は何も高齢者特有の症状ではありません。小学生あたりから徐々に発症し始め、思

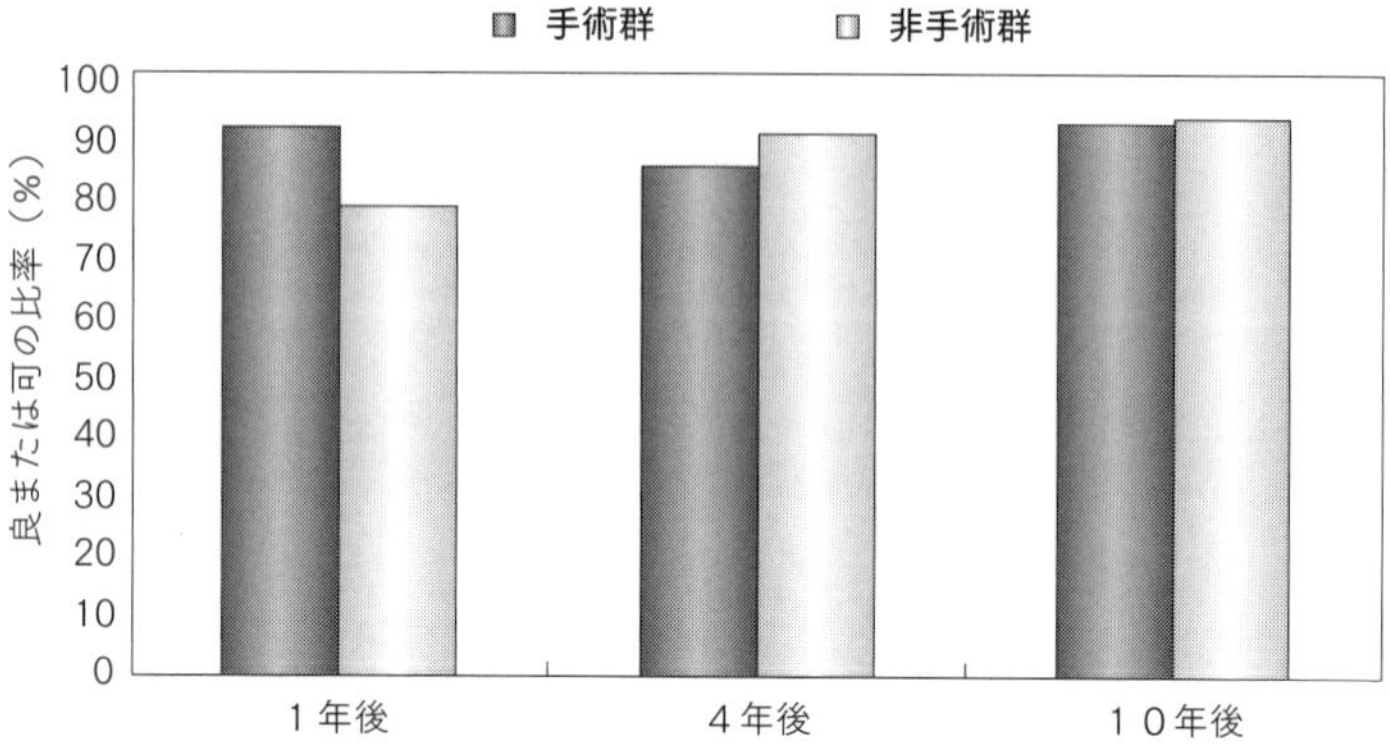

図4．椎間板ヘルニアの長期成績
（Weber H : *Spine*, 1983 より）

春期までには成人と同じくらいの発症率に達し、そのピークは三五歳～五五歳にあるとされています。

そもそも、腰痛の原因が老化現象にあるというのなら、国や地域によって一一～八四パーセントと、生涯発症率に八倍もの開きがあることの説明がつきません。とんだお門違いといえるでしょう。

いずれにしろ、人のからだはもともと動くように設計されています。ですから仕事も含めて、普段の生活に戻るのが早ければ早いほど、腰痛の回復もより早くなります。

早く治したいと思うのなら、**怖がらず**

に普段どおりの生活を続けてください。そうしなければ、いつまでも腰痛と仲良くするはめになるかもしれません。

第2章

姿なき犯人

画像検査の価値を問う

医師が患者を診断する目的はふたつあります。ひとつは危険な病気を除外するため、そしてもうひとつは患者を安心させるためです。

ところが、歳を重ねるごとに進行する「変形性脊椎症《へんけいせいせきついしょう》」や「椎間板変性《ついかんばんへんせい》」、手術を連想させる「椎間板ヘルニア」や「脊柱管狭窄症《せきちゅうかんきょうさくしょう》」と診断された患者は、安心するどころか不安と恐怖におののき、自分の腰はもう一生治らないと考え、薄氷を踏むような思いで毎日を過ごすようになります。

この誤った信念と行動が問題をこじらせ、患者をより深刻な状況へと追い込んでしまうのです。

もしかすると、あなたもそのひとりなのではありませんか？

とはいえ、急に激しい痛みに襲われれば誰でも驚くでしょうし、何が起きたのか知りたくなるのが本能というものです。

それは医学界とて同じで、腰痛を引き起こした犯人を見つけだすために、ありとあらゆる手段を講じて血のにじむような努力を続けてきました。

とりわけ画像診断技術の進歩は目覚ましく、レントゲン撮影、ミエログラフイー（脊髄造影）、ディスコグラフィー（椎間板造影）、CT（コンピュータ断層撮影）、MRI（磁気共鳴画像法）などに加え、マルチスライスCTでは鮮明な三次元映像が得られるようになりました。それこそSF映画のようです。

しかし、重大な病変が潜んでいる疑いがあるか、手術を要する切迫した状況でもないかぎり、**ほとんどの腰痛患者にとって画像検査は役立ちません。**なぜなら、画像所見と症状との間には、はっきりとした関連性が認められないからです。

一八九五年、ドイツでエックス線が発見されて以来、医学界は腰痛の診断法として積極的にレントゲン撮影を活用し、患者の症状を引き起こす可能性のある容疑者を絞り込んできました。

ところが、レントゲン写真で見られる背骨の異常は、腰痛を訴える患者から得られた状況証拠でしかありません。もしこの連中が犯人だと断定したいのなら、症状のない健康な人も調べて裏付けを取る必要があります。

そこで一九五〇年代初頭、腰痛患者と健康な人のレントゲン写真を比較する

表2．背骨の異常は腰痛の原因か？
（Splithoff CA : *JAMA*, 1953 より）

	腰痛患者（100名）	健常者（100名）
腰仙移行椎	10%	10%
脊椎辷り症	2%	3%
潜在性二分脊椎	4%	6%
変形性脊椎症	26%	22%

研究が行なわれるようになり、両者間の異常検出率に差がないという報告が相次ぎました（表2・3・4参照）。

結局、レントゲン写真で確認できる背骨の異常所見は、必ずしも腰痛と関連しているとはいえず、その**ほとんどは単なる生理的変化に過ぎない**という結論にいたりました。

次に容疑者として浮上したのは、レントゲン写真には映らない椎間板です。これまでも背骨と背骨の間が狭く見える椎間狭小《ついかんきょうしょう》、いわゆる「椎間板がつぶれている」という状況証拠を突き付け、椎間板変性ならびに椎間板ヘルニアの容疑で厳しく追及してきたものの、腰痛患者と健康な人の検出率に差がないというアリバイは崩せませんでした。

ところが、一九七二年にはCTスキャナーが、一九

表３．腰痛がなくても背骨や骨盤の異常はある
（Fullenlove TM & Williams AJ : *Radiology*, 1957 より）

	腰痛患者群（200 名）	健常者群（200 名）
脊椎辷り症	1.5%	2.5%
腰仙移行椎	13.5%	9.5%
潜在性二分脊椎	3.0%	26.0%
椎間狭小	21.5%	31.0%
変形性脊椎症	20.0%	34.0%
脊柱側彎症	30.0%	45.5%
腰椎前彎過剰	1.0%	2.5%
腰椎前彎減少	22.0%	22.0%
骨粗鬆症	1.0%	2.5%
シュモール結節	5.5%	13.0%
椎体圧迫骨折	0%	10.5%
骨盤傾斜	2.0%	1.5%

表４．レントゲン写真は腰痛患者を見分けられない
（Bigos SJ. et al : *Clin Orthop*, 1992 より）

	健康診断群（203 名）	急性腰痛群（207 名）	慢性腰痛群（200 名）
潜在性二分脊椎	16.3%	14.0%	7.5%
脊椎分離症	9.1%	4.3%	7.0%
脊椎辷り症	4.3%	2.9%	4.0%
腰仙移行椎	15.9%	11.6%	14.0%
変形性脊椎症	27.8%	24.2%	36.5%

七七年にはMRIが医学界に登場し、からだを輪切りにした断面像から、椎間板の状態を詳しく観察できるようになりました。

今度は同じ過ちをくり返すまいと、健康な人の椎間板を徹底的に調べたところ、**椎間板の異常はごく一般的に見られる**どころか（図5・6参照）、むしろ**椎間板変性のあるほうが腰痛発症率は低い**ことが判明し、まるで椎間板変性や椎間板ヘルニアは健康の証といわんばかりの報告が相次ぎました（図7参照）。

さらに、椎間板変性は腰への物理的負担よりも、遺伝子の影響を強く受けていること。椎間板ヘルニアのある人に症状が現れるかどうかは、心理的ストレスが鍵を握っていること。急激に線維輪《せんいりん》を突破した非内包性《ひないほうせい》の椎間板ヘルニアは、約八週間で自然消滅すること（図8参照）。椎間板への血液供給は三歳から減少し始め、一一歳から椎間板構造の崩壊が起きていることなど、数多くの新事実が明らかとなりました。

健康の証かどうかはさておき、椎間板変性にしても椎間板ヘルニアにしても、必ずしも腰痛や下肢痛を引き起こすとはいえず、ただ単に大人になったという

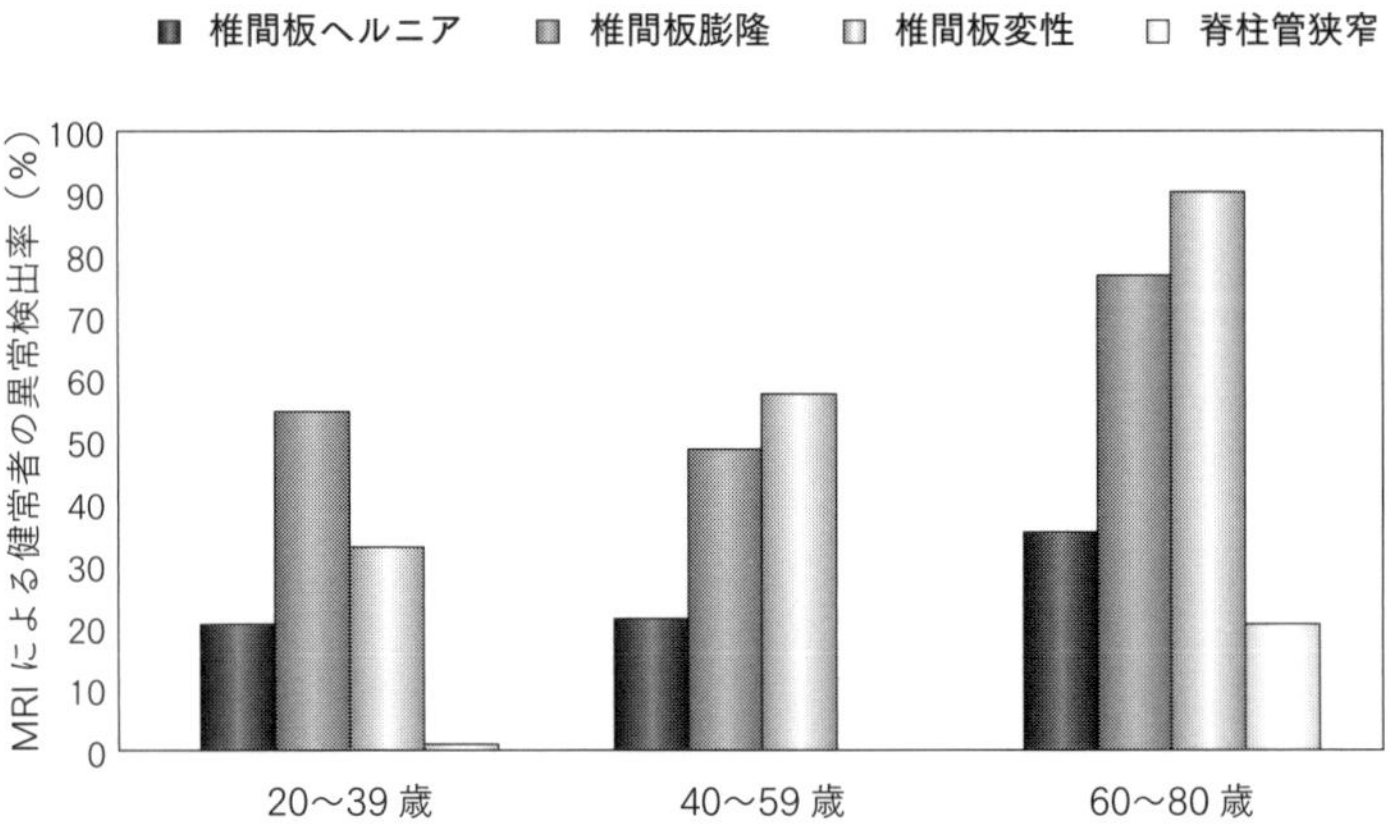

図5．症状がなくても椎間板異常はある
（Boden SD．et al : *J Bone Joint Surg Am*, 1990より）

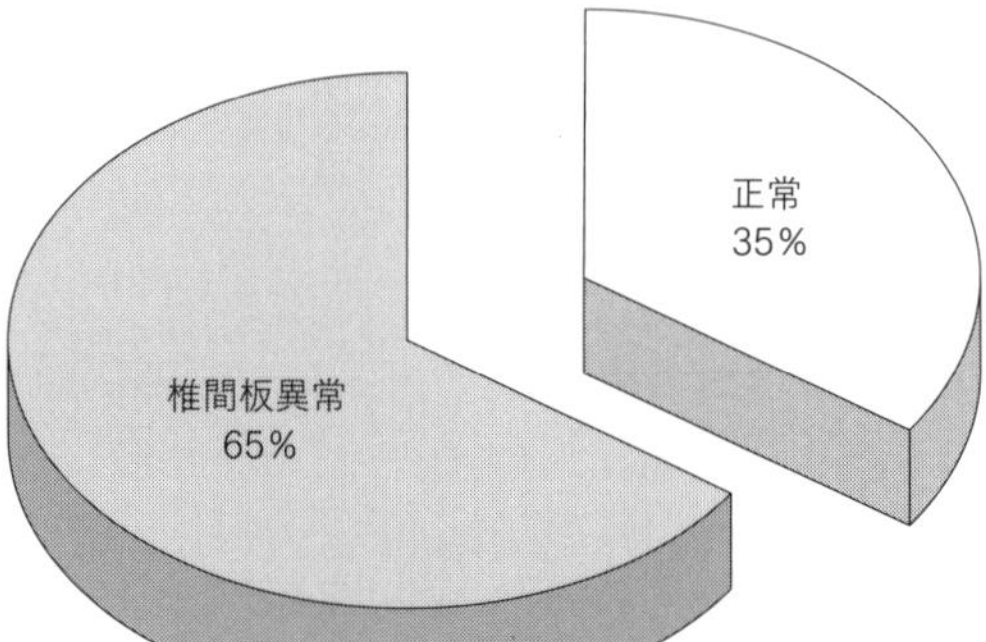

図6．MRIで見つかる健常者の椎間板異常
（Jensen MC．et al : *N Engl J Med*, 1994より）

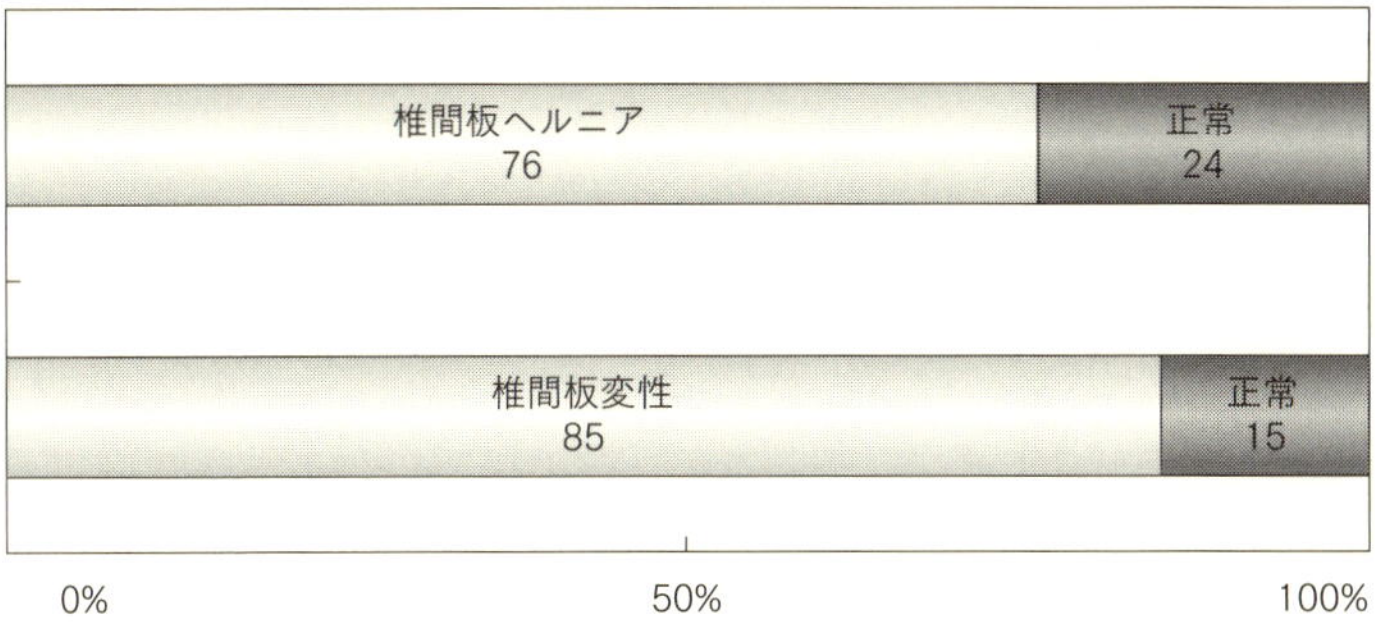

図7．MRI で見つかる椎間板異常は健康の証か？
（Boos N.　et al : *Spine*, 1995 より）

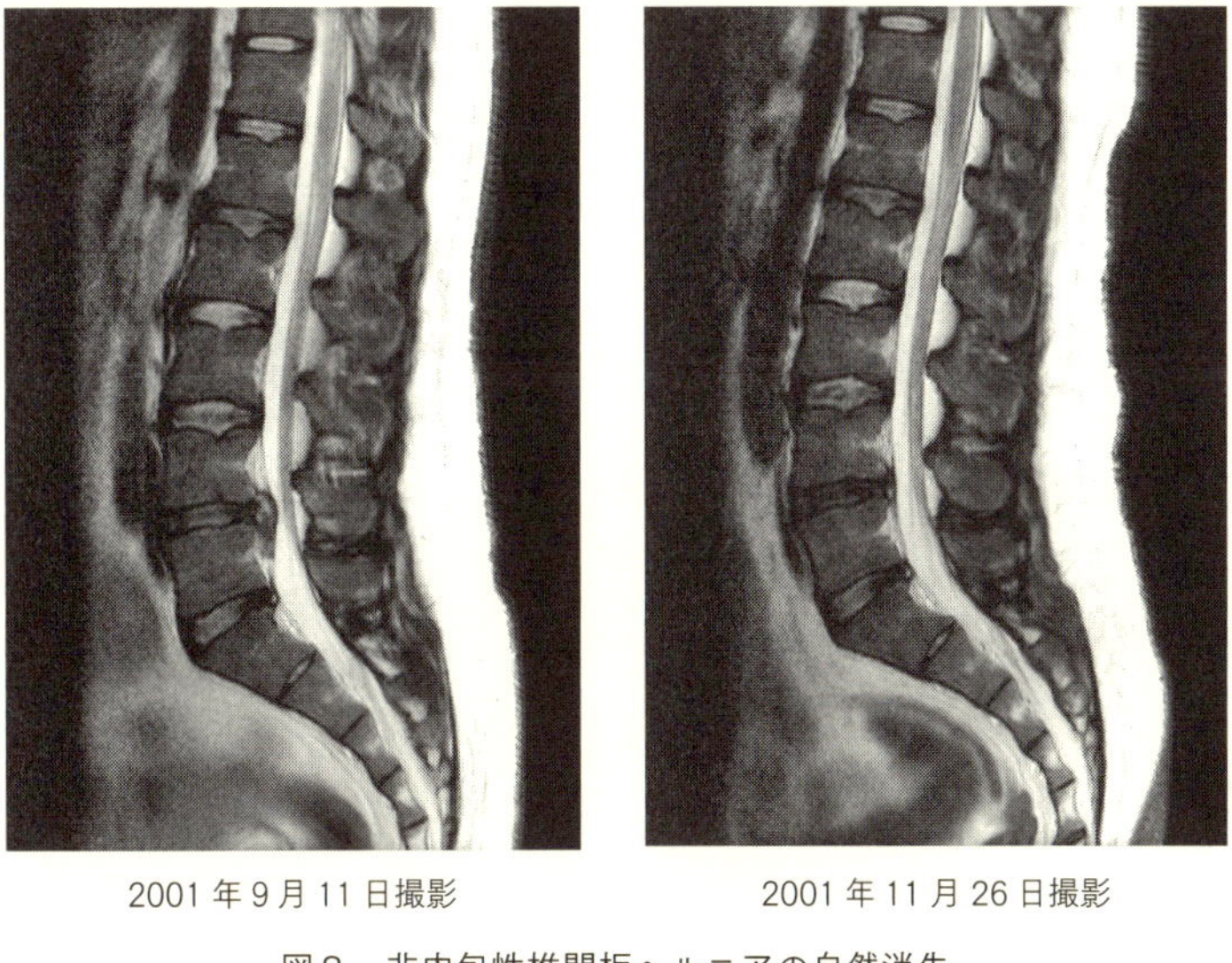

2001 年 9 月 11 日撮影　　2001 年 11 月 26 日撮影

図8．非内包性椎間板ヘルニアの自然消失
（提供：予防医学施設アイアンクリニック小島央院長）

意味でしかない可能性が浮上し、腰痛や下肢痛を引き起こす決定的因子とはいえないため、やはり証拠不十分で釈放せざるを得ませんでした。

そこで医学界は、「腰部《ようぶ》脊柱管狭窄《せきちゅうかんきょうさく》」という病態に着目しました。神経の通り道である脊柱管が（図9参照）、老化による背骨の変形などで狭くなり、腰痛や下肢痛、歩行障害をきたすと考えたのです。

ところが、進行性であるはずの脊柱管狭窄症《せきちゅうかんきょうさくしょう》の自然経過は概ね良好で、急激に悪化するようなことはまずありませんし、脊柱管がほんの少し狭くなっただけで激しい症状を訴える患者もいれば、完全に塞がっているのに症状のない健康な人もいて、**脊柱管の狭さと症状の程度との間には相関性がありません**。

それに棘突起《きょくとっき》ごと椎弓《ついきゅう》を取り除く手術（固定術も含む）で脊柱管を解放したとしても（図10参照）、必ず症状が改善するという保証はありませんし、短期的には痛みが和らぐものの（見方を変えれば、耐えがたい痛みが続く場合は手術の適応となり得る）、長期的にみると手術をしてもしなくても改善する傾向にあるため、手術が保存療法（手術以外の治療法）より優れているとはいい切れないのです。

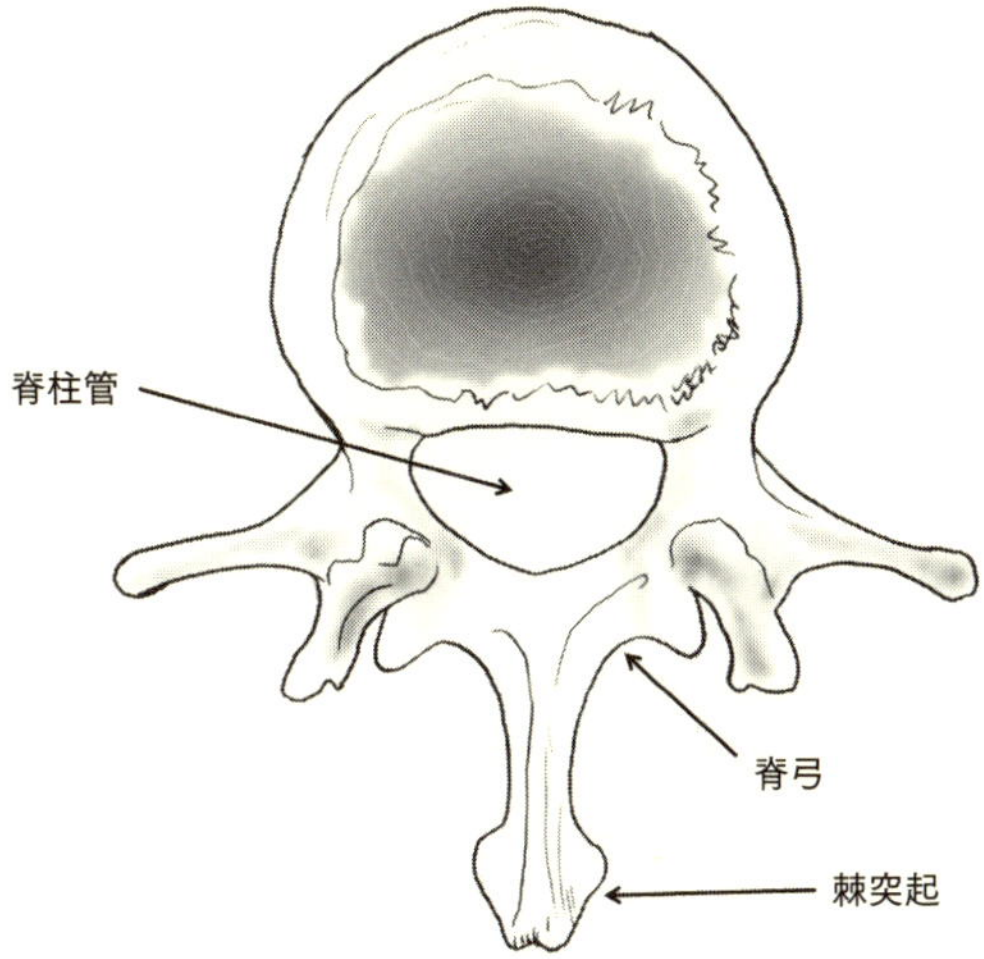

図9．脊柱管と腰椎

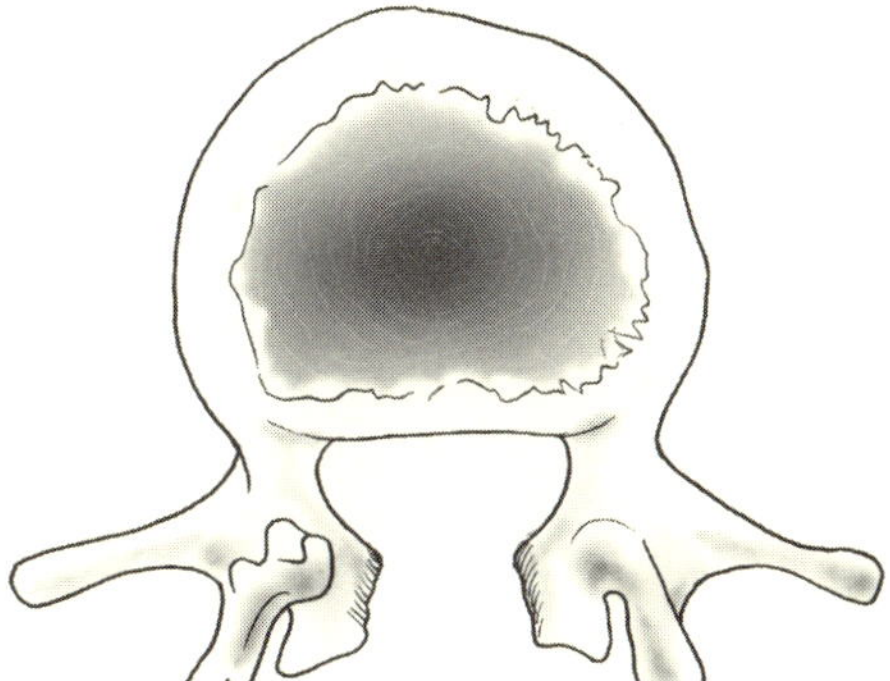

図10．椎弓切除術

脊柱管が狭いから症状が出ると考えていたはずなのに、何とも不思議な話だと思いませんか？

要するに、ハイテクを駆使した画像診断装置を使ったところで、症状を引き起こしている原因の特定はおろか、画像所見だけでは将来の予測もつかないということなのです。

腰痛疾患に対する画像検査で見つけられるのは、せいぜい**白髪《しらが》や小じわのような正常な老化現象**でしかありません。こうなるとお見合い写真にも使えないでしょう。

そもそも優れた検査法の条件は、「感度《かんど》」（sensitivity）と「特異度《とくいど》」（specificity）が高くなければなりません。つまり、ほんの些細《ささい》な異常も見落とさない検出力を持ちながら、病気と無関係なものは拾わないフィルター機能も兼ね備えているのが理想的なのです。

その点、腰痛疾患に使われる画像検査の場合、感度だけはやたらと高いものの、特異度となると悲しいまでに低いのです。だから白髪や小じわが見つかったくらいで、鬼の首でも取ったような大騒ぎになるのでしょう。

事実、画像診断技術が向上したからといって、腰痛疾患の改善率も向上したという証拠はありません。それどころか、**かえって患者の回復を遅らせ、手術頻度の増加や医療費の高騰を招いた**という証拠なら山ほどあります。

病気と無関係なものにまで大層なレッテルを貼ることを、「医療の対象化」(medicalization) とか「病気の押し売り」(disease mongering) というそうですが、画像に目を奪われているうちは、こうした批判は免れないでしょう。

長崎大学医学部創薬科学講座の池田正行教授は、自身のウェブサイトでこういう警鐘を鳴らしています。

写真屋じゃあるめえし
まかり間違っても画像を直そうと思うなよ
せめて病気を治してくれ
そしてできれば病人を治してくれ

しかし、医師が写真屋を兼ねていたのは二〇世紀までのことです。二一世紀の医師があなたに伝えたいメッセージはこうです。

「危険な病気がないことを確認するために画像検査をしましたが、やはり年齢《ねんれい》相応《そうおう》の生理的変化しか見つかりませんでした。よかったですね。風邪やサクレが自然と治るように、あなたの症状も時の流れという〝日にち薬《ぐすり》〟が解決してくれます。今は辛いかもしれませんが、痛みに耐えられる範囲内でかまいませんから、怖がらずに普段どおりの生活を続けてください」

腰痛疾患の専門医は、患者の話を聴き、からだに触れて調べるだけで、重大な病変が潜んでいるかどうかをほぼ一〇〇パーセント判断できます。**画像検査が必要になるのは**、重大な病変が潜んでいる疑いがあるか、手術を要する切迫した状況にある時（激痛に耐えられず、〝日にち薬《ぐすり》〟が効くのを待てない場合）だけで、それも**全腰痛患者の五パーセント以下**でしかありません。

それでも自分の腰がどうなっているのか見てみたいという、その不安な気持ちは分からないでもありません。

　では、この事実をあなたはどう考えるでしょう？

　腰のレントゲン写真による一回の放射線被曝量は、胸の写真に換算すると一五〇回分に相当し、分離症を確認するために四方向（前後像、側面像、斜位像）から撮影した場合、卵巣への被曝量は、六年間毎日、装置によっては九八年間毎日、胸のレントゲン写真を撮った被曝量に匹敵します。

　さらに、検査回数や撮影枚数に制限のないＣＴでは、胸部レントゲン写真の五〇〇倍の放射線を浴びることになり、一回の全身スキャンで浴びる被曝量は、原爆の爆心地から三・二キロ離れた場所にいた生存者とほぼ同じとされています。

　また、医療先進国の一五カ国を対象に、エックス線画像検査による年間被曝量と、日本の原爆被爆者の追跡データから推計した結果、ある国の発がん率が突出して高いことが指摘されています（図11・12参照）。

　しかもその国には、ＣＴで検査をしないと安心できないという奇妙な国民性

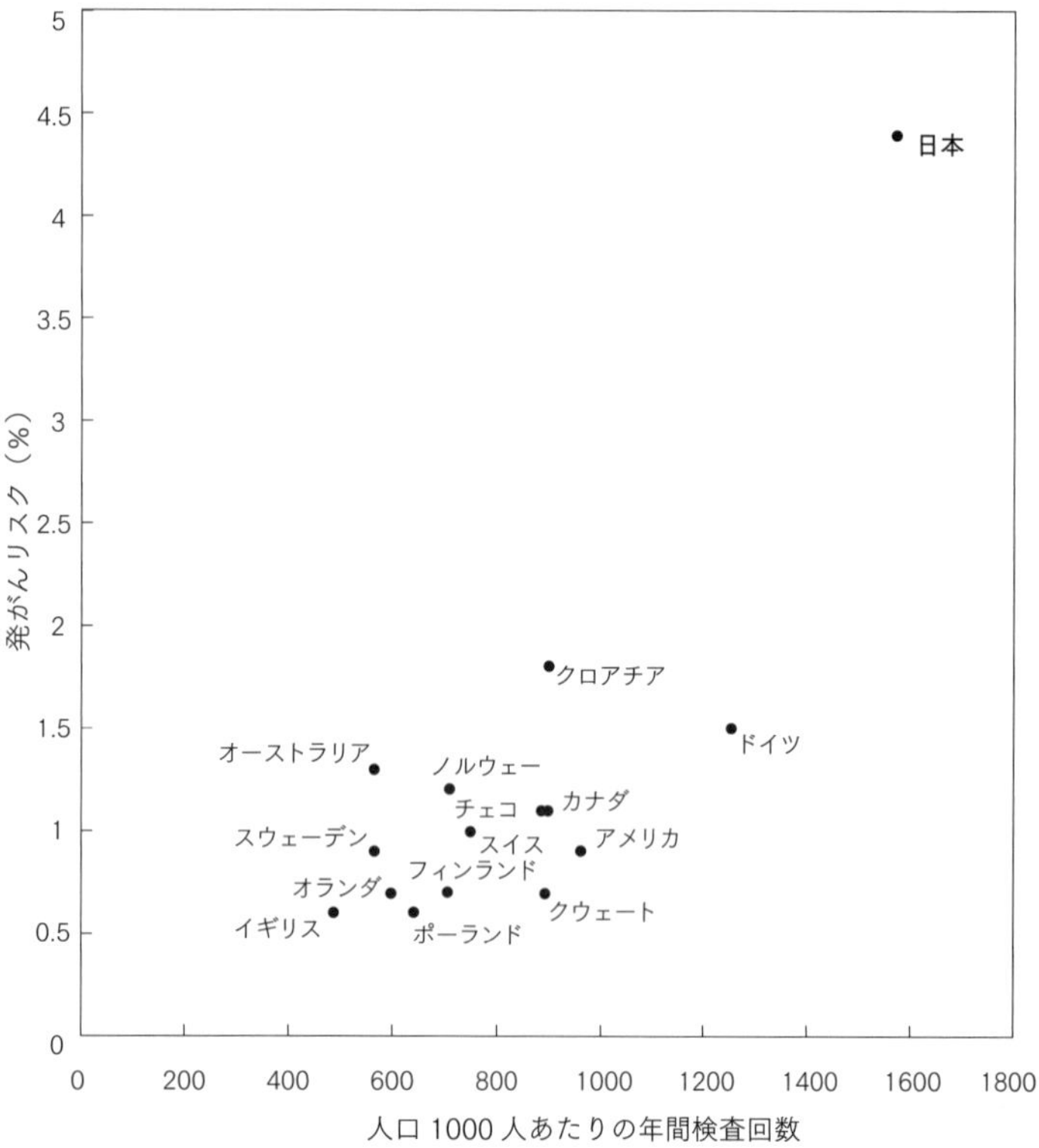

図 11．先進 15 カ国の画像検査回数と発がん率
(Berrington de González A & Darby S : *Lancet*, 2004 より)

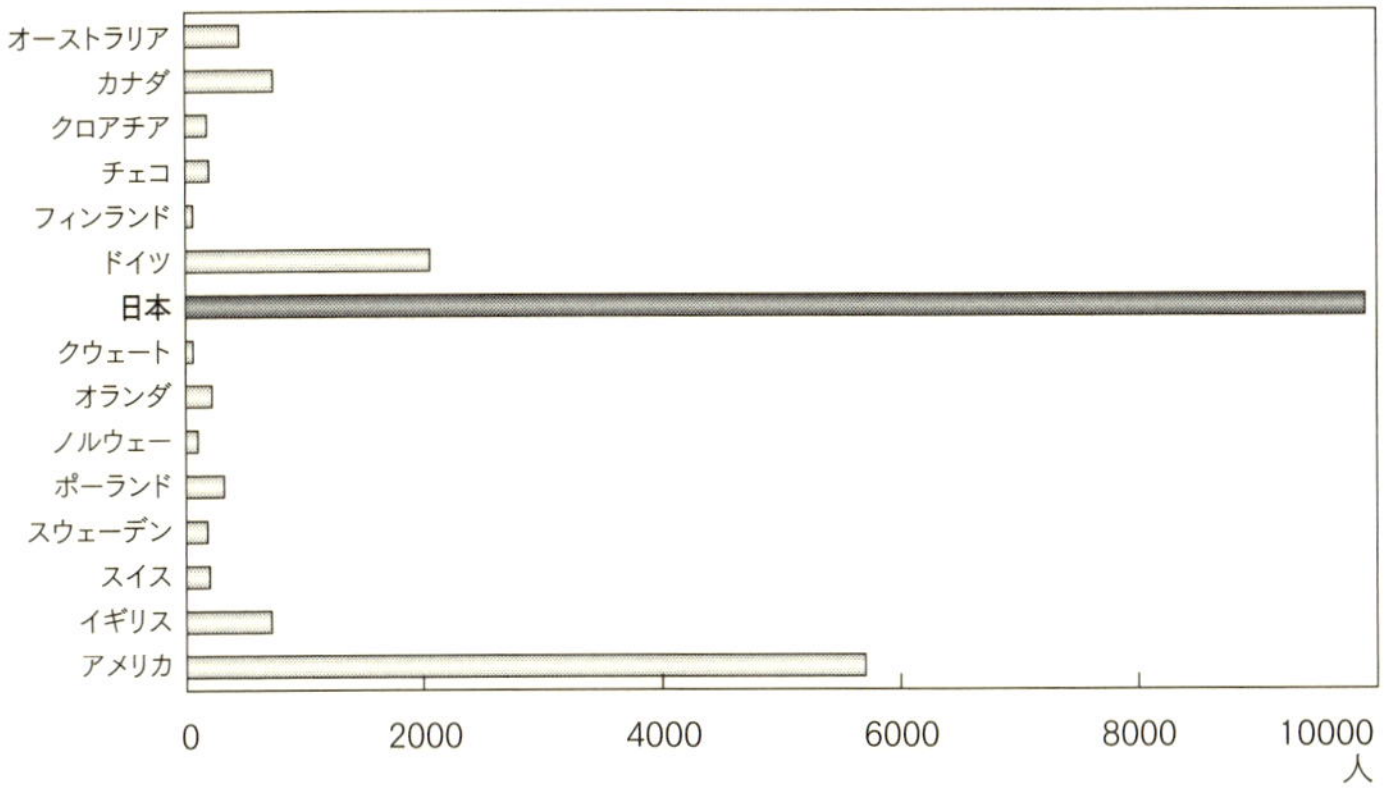

図 12. 画像検査による年間がん発病者数
（Berrington de González A & Darby S : *Lancet*, 2004 より）

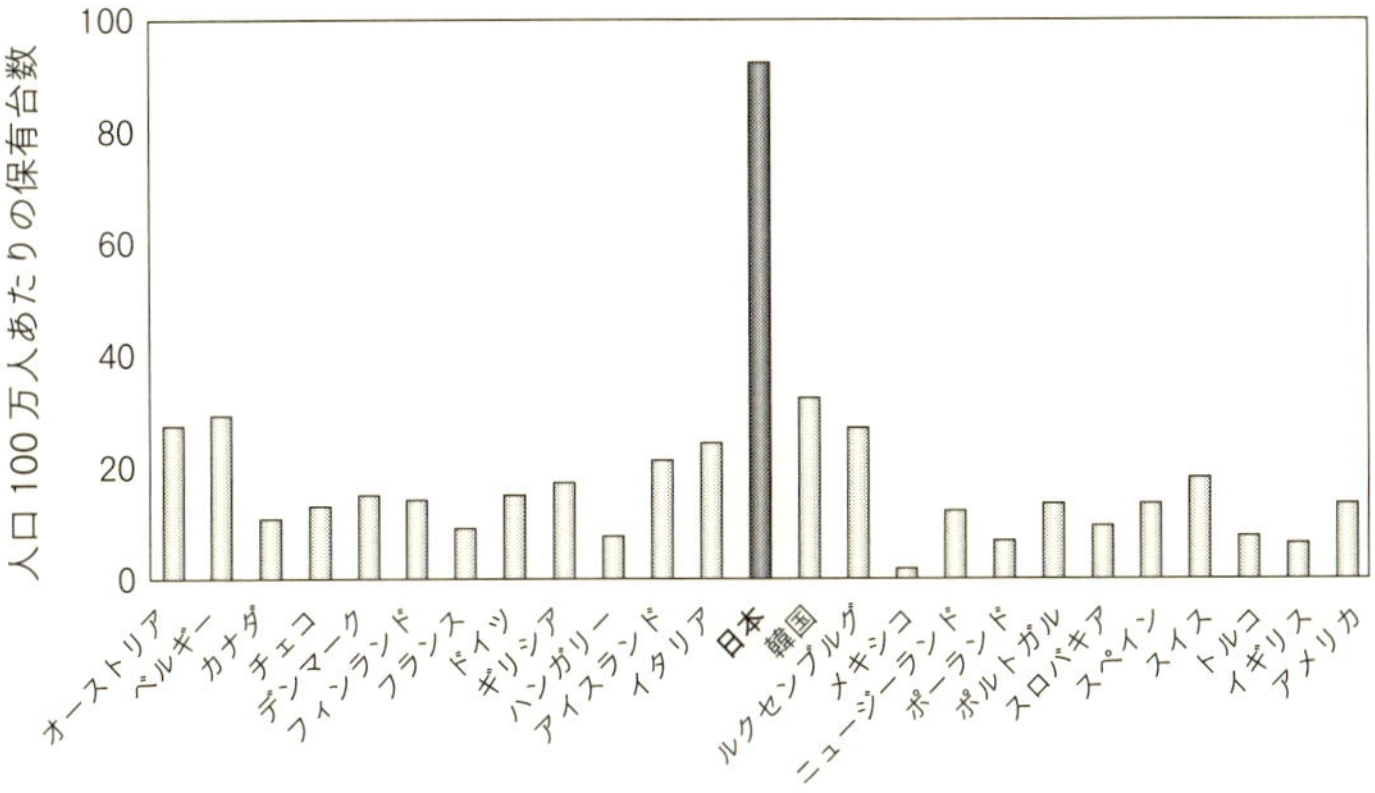

図 13. 先進各国のＣＴ保有台数
（OECD Health Data, 2005 より）

があり、ＣＴによる健康診断を奨励していることもあってか、ＣＴの保有台数も世界一だといいます（図13参照）。

この惑星で唯一の被爆国が、アメリカの七倍、イギリスの一六倍もＣＴを保有し、喜んで放射線浴を楽しんでいるとは、冗談にしてもとても笑えません。ただし、がんになるほど一度に大量の放射線を使う画像検査はありませんし、地域やライフスタイルによって自然放射線の被曝量もちがいます。ですから、がん患者の累積被曝量を明確にしなければ、本当のところは分からないでしょう。

それに、誰でもどこでも高度な検査を受けられるという点では、他の国より恵まれているといえなくもありません。

しかし、診断にしても治療にしても、リスク（危険性）を上回るだけのベネフィット（有益性）がなければ、医療行為としては成り立ちません。がんや遺伝病のリスクを考えると、画像所見と症状が一致しないレントゲン撮影やＣＴの濫用《らんよう》は、もはや医療行為とはいえないのではないでしょうか。

表5．米国医療政策研究局が指摘した根拠のあいまいな診断名
（AHCPR : *Acute Low Back Problems in Adults*, 1994 より）

線維輪断裂	成人の脊椎分離症	筋筋膜炎
線維筋痛症	椎間板症候群	腰部挫傷
脊椎炎	腰椎椎間板症	椎間関節症候群
変形性関節症	腰部捻挫	変形性脊椎症
椎間板障害 / 破壊	脱臼	サブラクセーション

ヒポクラテス曰く。

まず害することなかれ

画像検査を正当化できるのは、あくまでも重大な病変が潜んでいる疑いがあるか、手術を要する切迫した状況にある時だけです。それでも画像検査をしなければ安心できないというなら、多少費用はかかったとしても、放射線を使わないＭＲＩのほうがいいでしょう。

たしかに、震え上がるような病名はたくさんありますし（表5参照）、メディアにしてもネットにしても、あなたの不安や恐怖をかきたてるかもしれません。しかし、そういう根拠のない噂話に耳を貸すべきではありません。ほとんどの腰痛は、風邪やササクレのよう

なものですから、一生寝たきりになるわけでもなければ、ましてや手術の心配など必要ないのです。

そんなことを心配して症状を長引かせるくらいなら、一日も早く職場復帰して普段どおりの生活に戻ってください。最初から無理はできないでしょうけど、職場復帰すること自体に治療効果があるのです。

第3章

トリアージ

治療の優先順位とは

腰痛の犯人探しも結構ですが、それよりもっと大切なことがあります。それは、命にかかわるような重大な病気を見分けて、治療の優先順位を決める「**トリアージ**」（Diagnostic Triage：診断用分類）です。

魔女の一撃（ぎっくり腰・きっくら疝気《せんき》・きやり腰）とも呼ばれる**急性腰痛は、そのほとんどが数週間以内に回復する**ことが証明されています。だからこそ安心して普段どおりの生活を続けられるわけですが、ごく稀に重大な病変が潜んでいることがありますから、急に腰が痛くなった時は、いつも真っ先にその可能性を確かめなくてはなりません。

といっても、大がかりな精密検査をする必要はありません。涙ぐましい努力の末に獲得した、偉大な先人たちの智恵を拝借するのです。

腰痛疾患のトリアージは、「**レッドフラッグ**」「**非特異的腰痛**《ひとくいてきようつう》」「**神経根症状**《しんけいこんしょうじょう》」という三つのカテゴリーに分類します。

まず「レッドフラッグ」というのは、転移性脊椎腫瘍、脊髄《せきずい》・馬尾《ばび》腫瘍、化膿性脊椎炎、椎体骨折、解離性大動脈瘤《かいりせいだいどうみゃくりゅう》、強直性脊椎炎《きょうちょくせいせきついえん》、閉塞性《へいそくせい》動脈硬化症、馬尾症候群《ばびしょうこうぐん》などの存在を疑わせる危険信号のことです（表6参照）。**全腰痛患者に占める割合は一～五パーセント**でしかありませんが、絶対に見逃すわけにはいきません。

具体的にはこういうサインがあります。

- 発症年齢が五〇歳以上である
- 徐々に痛みを感じるようになった
- ひどいケガをしてから腰が痛い（高所からの転落、交通事故など）
- 絶え間ない痛みが徐々に強くなっている（夜間痛、楽な姿勢や動作がない）
- がんになったことがある
- 全体的にからだの調子が悪い
- 原因不明の体重減少がある
- 胸が痛い
- 糖尿病がある

表6．レッドフラッグの感度と特異度
（Deyo RA. et al : *JAMA*, 1992 より）

出典	重篤な疾患	危険信号	感度	特異度
Deyo RA & Diehi AK 1988	がん	年齢≧ 50	0.77	0.71
		がん病歴	0.31	0.98
		原因不明の体重減少	0.15	0.94
		1カ月の保存療法で回復しない	0.31	0.90
		安静にしても痛みが軽減しない	> 0.90	0.46
		痛みの持続期間＞1カ月	0.50	0.81
		年齢≧ 50・がん病歴・原因不明の体重減少・従来の保存療法で回復しない	1.00	0.60
Waldvogel FA & Vasey H 1980	化膿性脊椎炎	尿路感染症、尿道カテーテルの留置、皮膚感染症、非合法薬物による静脈注射の濫用	0.40	—
		脊椎叩打痛	0.86	0.60
未発表のデータ	椎体骨折	年齢≧ 50	0.84	0.61
		年齢≧ 70	0.22	0.96
		外傷歴	0.30	0.85
		ステロイド剤使用	0.06	0.995
Gran JT 1985	強直性脊椎炎	＊5項目のうち4項目以上が該当	0.23	0.82
		発症年齢≦ 40	1.00	0.07
		仰向けに寝て痛みが軽減しない	0.80	0.49
		朝方に腰がこわばる	0.64	0.59
		痛みの持続期間≧3カ月	0.71	0.54
Deyo RA. et al 1992	馬尾症候群	膀胱障害	0.90	0.95
		坐骨神経痛	> 0.80	—
		下肢進展挙上テスト陽性	> 0.80	—
		サドル麻痺	0.75	—

＊①発症年齢が 40 歳以下、②発症の仕方がゆっくり、③3か月以上痛みが続いている、④朝方に腰がこわばる、⑤運動により症状が緩和する

☢ 腰の手術を受けたことがある
☢ 尿道カテーテルの留置《りゅうち》、静脈注射の濫用《らんよう》、ＨＩＶポジティブ
☢ 尿路感染症になったことがある（腎炎、膀胱炎、尿道炎）
☢ ステロイド剤（副腎皮質ホルモン）や免疫抑制剤《めんえきよくせいざい》を使っている
☢ 背骨を叩くと激痛がある
☢ からだが変形している
☢ 熱がある
☢ 腰が固くて前屈《ぜんくつ》できない状態が三カ月以上続いている
☢ 尿が出ない、便失禁がある、肛門や会陰部《えいんぶ》の感覚がない

このリストに該当するものがひとつでもあれば、必ず重大な病変があるというわけではありません。ですが、命にかかわるような病気がないことを確かめるために、**整形外科医を受診して画像検査と血液検査を受けてください。**

とりわけ、馬尾症候群《ばびしょうこうぐん》に特有な膀胱障害（排尿困難、残尿感、尿失禁）、直腸障

害（便失禁）、サドル麻痺（肛門や会陰部《えいんぶ》の感覚消失）、外陰部《がいいんぶ》のほてりや灼熱感《しゃくねつかん》（女性の場合）、陰茎《いんけい》の勃起（男性の場合）が現れた時は緊急を要します。**一刻も早く脊椎外科医の診察を受けるべき**です。

とはいえ、脊椎外科医を探し出すのは意外に難しいかもしれません。そういう時は、「日本脊椎脊髄病学会」のウェブサイトにアクセスして（https://www.jssr.gr.jp/jssr_web/html/index.html）、「指導医リスト」から最寄りの脊椎外科医を探すといいでしょう（電話：〇三‐三八一五‐二二七〇）。

もし「レッドフラッグ」がひとつもなければ、重大な病変が潜んでいる可能性は九九パーセントないといえます。なぜなら、「レッドフラッグ」のない腰痛患者に、重大な病変が見つかるケースは、わずか〇・〇四パーセントしかないからです。

次の「非特異的腰痛」というのは、腰椎部《ようついぶ》、仙骨部《せんこつぶ》、殿部《でんぶ》、大腿部《だいたいぶ》に痛みを感じる場合で、姿勢や動作によって痛みが変化する（強くなったり楽になったり）という特徴があります。

全腰痛患者に占める割合は八〇〜九〇パーセントで、六週間以内に九〇パーセントの患者が自然に回復します。

最後の「神経根症状」というのは、腰痛よりも下肢痛（主に片側か片側優位）のほうが強く、膝の下からつま先まで痛みが放散したり、しびれや知覚異常、筋力低下がある場合です。

全腰痛患者に占める割合は五〜一〇パーセントで、六週間以内に五〇パーセントの患者が自然に回復します。

腰痛患者の九五〜九九パーセントは、「非特異的腰痛」か「神経根症状」のどちらかに分類できるはずです。幸いにもこのふたつは、風邪やササクレのような**自己限定性疾患**なので、治療するしないにかかわらず、遅かれ早かれ時間が解決してくれる「**グリーンライト**」、つまり万国共通のゴーサインということです。

ですから「レッドフラッグ」さえなければこっちのものです。痛みに耐えられる範囲内でかまいませんから、ゆっくりとからだを動かし始め、少しずつ活動範囲を広げていって普段どおりの生活に戻ってください。

できれば仕事も休まないほうがいいのですが、もし休んだとしても、痛みが完全になくなるのを待つ必要はありません。職場復帰したからといって腰が壊れるわけではありませんし、むしろ仕事は回復を助けてくれるはずです。

ただし、復職してからの数週間は、仕事の内容を多少変更する必要があるかもしれません。痛みに応じてローギアからスタートし、ギアチェンジしながらゆっくりトップまで持っていってください。泣きながら仕事をしても楽しくありませんからね。

とにかく、**急に腰が痛くなったらまず「レッドフラッグ」をチェックするの**が鉄則です。それがなければ「グリーンライト」ですから、どのみち回復する運命にあると思って安心してください。

もちろん、画像検査も血液検査も必要ありませんし、急いで専門医に駆け込む必要もありません。

たとえ「レッドフラッグ」があったとしても、画像検査や血液検査で重大な病変が見つからなければ、それも立派な「グリーンライト」です。予後良好な自己限定性疾患なので安心してください。

くしゃみや鼻水が出たからといって手術を覚悟する人はいませんし、指にサクレができたからといって恐怖におののく人もいません。「グリーンライト」は、誰が何といおうと万国共通のゴーサインです。治らないわけがありません。

第4章

危険因子

何が腰痛を引き起こすのか

いくらほとんどの腰痛が数週間以内に治るといっても、なかには再発をくり返す人もいれば、いつまでも治らずに苦しんでいる人もいます。

そう、あなたのことです。

グリーンライトであるはずの腰痛や下肢痛が、何度も再発をくり返したり慢性化したりするのは、実は「イエローフラッグ」と呼ばれる危険因子があるからなのです。

かいつまんでいえば、レッドフラッグが「生物学的（物理的・構造的）危険因子」とするなら、イエローフラッグは「心理社会的危険因子」といったところでしょうか。

画像所見や診断がどうであれ、腰痛の発症には心理的ストレスやある種の性格が関与していますし、治療成績にしても多種多様な心理状態が影響をおよぼしているのは事実です。

結局、あなたの腰痛を引き起こし、何度も再発させ、回復を妨げていた**真犯人は、腰の損傷ではなくて、イエローフラッグという名の心理社会的因子**だったということです。

どおりで、高性能の画像診断装置でも見つからないわけです。

もっとも、いまだに時代遅れの神話を信じている人にとっては、とうてい受け入れ難い話かもしれませんし、侮辱されたと感じる人もいるでしょう。不思議なもので、重症であればあるほど「ストレスなんかない」と、断固否定する傾向があります。

しかし本当にそうでしょうか？

日本には古来より「**病は気から**」という言葉があります。しかしこれは、あなたの症状が気のせいだとか、大げさだとか、仮病だという意味ではありません。正確には、**どんな病気であれ、気持ちのあり方ひとつで重くも軽くもなる**ということなのです（表7参照）。

病気を表す英単語の「イルネス」（illness）にしても「ディズィーズ」（disease）にしても、気が滅入る、安心の欠如という意味が含まれています。

人は生きているかぎりストレスを受けるもの、というよりストレスがないと

表７．心身医学的な配慮が特に必要な疾患（いわゆる心身症とその周辺疾患）
（日本心身医学会教育研修委員会編：心身医学，1991 年より）

1．呼吸器系
気管支喘息／過換気症候群／神経性咳嗽／慢性閉塞性肺疾患など

2．循環器系
本態性高血圧症／本態性低血圧症／起立性低血圧症／冠動脈疾患／一部の不整脈／神経循環無力症／レイノー病など

3．消化器系
胃・十二指腸潰瘍／急性胃粘膜病変／慢性胃炎／non-ulcer dyspepsia／過敏性腸症候群／潰瘍性大腸炎／胆道ジスキネジー／慢性肝炎／慢性膵炎／心因性嘔吐／反すう／びまん性食道痙攣／食道アカラシア／呑気症およびガス貯留症候群／発作性非ガス性腹部膨満症／神経性腹部緊満症など

4．内分泌・代謝系
神経性食欲不振症／過食症／Pseudo-Bartter 症候群／愛情遮断性小人症／単純性肥満症／糖尿病／胃性糖尿／反応性低血糖症など

5．神経・筋肉系
筋収縮性頭痛／片頭痛／その他の慢性疼痛／痙性斜頚／書痙／自律神経失調症／めまい／冷え症／しびれ感／異常知覚／運動麻痺／失立失歩／失声／味覚脱失／舌の異常運動／震戦／チック／舞踏病様運動／ジストニア／失神／痙攣など

6．小児科領域
気管支喘息／過換気症候群／憤怒痙攣／消化性潰瘍／過敏性腸症候群／反復性腹痛／神経性食欲不振症／過食症／周期性嘔吐症／呑気症／遺糞症／嘔吐／下痢／便秘／異食症／起立性調節障害／心悸亢進／情動性不整脈／神経性頻尿／夜尿症／遺尿症／頭痛／片頭痛／めまい／乗り物酔い／チック／心因性痙攣／意識障害／視力障害／聴力障害／運動麻痺／バセドウ病／糖尿病／愛情遮断性小人症／肥満症／アトピー性皮膚炎／慢性蕁麻疹／円形脱毛症／抜毛／夜驚症／吃音／心因性発熱など

7．皮膚科領域
蕁麻疹／アトピー性皮膚炎／円形性脱毛症／凡発性脱毛症／多汗症／接触皮膚炎／日光皮膚炎／湿疹／皮膚掻痒症／血管神経性浮腫／尋常性白斑／偏平および尋常性疣贅など

8．外科領域
腹部手術後愁訴／頻回手術症／形成術後神経症など

9．整形外科領域
慢性関節リウマチ／全身性筋痛症／結合織炎／腰痛症／背痛／多発関節痛／肩こり／頸腕症候群／外傷性頚部症候群／痛風／他の慢性疼痛性疾患など

10．泌尿・生殖器系
夜尿症／遺尿症／神経性頻尿／心因性閉尿／遊走腎／心因性インポテンス／前立腺症／尿道症候群など

11．産婦人科領域
更年期障害／機能性子宮出血／婦人自律神経失調症／術後不定愁訴／月経痛／月経前症候群／月経異常／続発性無月経／卵巣欠落症候群／卵巣機能低下／老人性膣炎／慢性付属器炎／痙攣性パラメトロパティー／骨盤うっ血／不妊症／外陰潰瘍／外陰掻痒症／性交痛／性交不能／膣痛／外陰部痛／外陰部異常感／帯下／不感症／膣痙攣／流産／早産／妊娠悪阻／微弱陣痛／過強陣痛／産痛／軟産道強靭／乳汁分泌不全／マタニティーブルーなど

12．眼科領域
中心性漿液性脈絡網膜症／原発性緑内障／眼精疲労／本態性眼瞼痙攣／視力低下／視野狭窄／飛蚊症／眼痛など

13．耳鼻咽喉科領域
耳鳴／眩暈症／心因性難聴／アレルギー性鼻炎／慢性副鼻腔炎／嗅覚障害／頭重／頭痛／口内炎／咽喉頭異常感症／嗄声／心因性失声症／吃音など

14．歯科・口腔外科領域
顎関節症／牙関緊急症／口腔乾燥症／三叉神経痛／舌咽神経痛／ある種の口内炎／突発性舌痛症／義歯不適応症／補綴後神経症／口腔・咽頭過敏症／頻回手術症など

生きていけない動物です。それに嫌《いや》なことばかりではなくて、結婚したり、何かを成し遂げたり、休日やクリスマスでさえストレスになり得るのです（表8参照）。

ただし、腰痛疾患にかかわっている心理社会的因子は、あなたが考えているほど単純ではありません。緊張、悩み、不安、抑うつ、怒り、認知の歪み（完全主義や悲観主義）、疼痛行動《とうつうこうどう》（痛みの言語的・非言語的表現および疼痛回避行動）、不満のある仕事、職場でのストレスはもちろん、医療システムや社会システム（経済的・政治的問題など）のあり方が複雑にからみ合っています。

このイエローフラッグについては、ニュージーランドの事故補償公団が七つのカテゴリーをピックアップしています。これから順を追って説明しますが、各カテゴリー内の番号は、影響力の強い順番ですからそのつもりで目を通してください。

☠ 不適切な態度と信念

表８．ストレスの評価尺度
（Holmes TH. et al : *J Psychosomatic Res*, 1967 より）

生活上の出来事	点数	生活上の出来事	点数
配偶者の死	100	息子や娘の独立	29
離婚	73	親戚とのトラブル	29
夫婦別居	65	顕著な個人的業績	28
拘留または服役	63	妻の就職や離職	26
家族の死	63	学校の入学や卒業	26
自分の怪我や病気	53	生活状況の変化	25
結婚	50	生活習慣の変化	24
失業	47	上司とのトラブル	23
夫婦関係の修復	45	労働時間や労働条件の変化	20
定年退職	45	引っ越し	20
家族の病気	44	転校	20
妊娠	40	趣味やレジャーの変化	19
性的問題	39	宗教活動の変化	19
新しい家族ができる	39	社会活動の変化	18
転職	39	360 万円以下の借金	17
経済状態の変化	38	睡眠習慣の変化	16
友人の死	37	家族団欒の変化	15
職場の配置転換	36	食習慣の変化	15
夫婦喧嘩	35	休暇	13
360 万円以上の借金	31	クリスマス	12
財産の差し押さえ	30	ささいな法律違反	11
職場における責任の変化	29		

1　痛みは腰にとって有害だと信じ込んでいる、あるいは痛みを恐れて回避行動（動作恐怖と極端な用心深さ）をとり続けているため、ほぼ寝たきり状態にある
2　完全に痛みが消えなければ、日常生活や仕事に戻れないと信じ込んでいる
3　痛みは動いたり仕事をしたりすることで強くなると思っていて、元の生活に戻る自信がない
4　からだの症状を誤って解釈し、最悪の事態だと考えて絶望している
5　痛みを消すことはできないと信じ込んでいる
6　積極的に社会復帰しようとは思わない

☠ **感情の問題**

1　動いたり仕事をしたりすることで強くなった、痛みに対する恐怖心がある

2　抑うつ状態（気分が落ち込んでいる）にあり、楽しいと思えることがない

3　普段より怒りっぽくて、いつもイライラしている

4　不安感が強く、身体《しんたい》感覚が過敏（交感神経の興奮）になっている

5　大きな心理的ストレスを感じている

6　対人恐怖や引きこもりなどの社会不安障害がある、あるいは社会的活動に関心がない

7　自分は役立たずで、誰にも必要とされていないと感じている

☠ **診断と治療の問題**

1　機能回復を目指す治療は行なわず、安静にするようアドバイスされた

2　腰痛について異なる診断や説明を受けて混乱したことがある

3　絶望感と恐怖心を抱かせる（車椅子生活や寝たきり生活を連想させるような）診断を下された

4　治療への依存《いぞん》を強化し、受け身的な治療を継続させようとする、脚色さ

れた説明を受けた
5　この一年間、腰痛以外の問題で何度か医療機関を受診している
6　治療者に対してからだを機械のように扱うことを求めるなど、治療技術への期待感がある
7　これまでの腰痛治療に不満がある
8　仕事を辞めるよう忠告を受けた

☠ **不適切な行動**

1　いつまでも安静にしたり、必要以上にからだを休めたりする
2　日常生活動作を避けているために、活動レベルが低下している
3　運動を勧められても従わないか、あるいは定期的に運動をしないので、運動量の変動が激しい
4　これまでの活動を避けるようになり、生産的な活動から離れていくような生き方に変わってきた

5　〇〜一〇までのペインスケール（痛みの尺度）で、一〇を超えるほどの過剰な痛みを訴える

6　治療者や医療機器に対する依存心《いぞんしん》が強い

7　腰痛になってからあまりよく眠れない

8　腰痛になってからアルコールやサプリメントなどの摂取量が増えている

9　タバコを吸う

☠家族の問題

1　配偶者やパートナーが必要以上に気遣ってくれるものの、かえって痛みに対する恐怖心をあおったり、あるいは絶望的な気持ちにさせたりする（たいていは善意からのもの）

2　配偶者が心配して、何でも代わりにやってくれる

3　無視されたり欲求不満をぶつけられたりして、配偶者からひどい仕打ちを受けている

4　職場復帰へ向けたあらゆる試みに家族の協力が得られない
5　さまざまな問題について相談できる相手がいない

☠ 仕事の問題

1　農業、漁業、林業、建設業、看護師、トラック運転手、作業員といった重労働の職歴
2　頻繁に転職をくり返していたり、あるいはストレスの多い仕事、不満のある仕事、同僚や上司との関係がうまくいかない、やりがいのない仕事などの職歴
3　仕事は腰を傷つける危険で有害なものだと信じ込んでいる
4　非協力的で不幸な職場環境にある
5　学歴が低く、社会的・経済的地位も低い
6　物を持ち上げる、重い物を取り扱う、座りっぱなし、立ちっぱなし、車の運転、振動、無理な姿勢や同じ姿勢を強いられる、休みが取れない柔

7 軟性のない勤務スケジュールなど、生体力学的影響を強く受ける仕事
8 二四時間シフト勤務、あるいは夜間、早朝、週末などの時間帯に働いている
9 職場復帰する際、軽い仕事から始めて、段階的に作業量を増やすことが許されない
10 腰痛になったことを報告するシステムがない、報告が禁じられている、経営者や上司からの懲罰的《ちょうばつてき》反応など、腰痛に関する職場の対応で嫌《いや》な思いをしたことがある
11 経営者が関心を持ってくれない

☠ 補償の問題

1 職場復帰に対する経済的動機が乏しい
2 受給資格審査が難航していて、所得手当や傷害補償の給付が遅れている
3 別の傷害や痛みの問題で補償請求をしたことがある

4　別の傷害や痛みの問題で長期欠勤（三カ月以上）をしたことがある
5　前回の腰痛でも補償請求と長期欠勤をしていた
6　効果の上がらない治療を受けたことがある（親身になってくれなかった、ひどいことをされたと感じた）

どうでしょう。これでも身に覚えがないと断言できるでしょうか？

最近では、「ブルーフラッグ」（単調な仕事・過重労働・人間関係・精神的重圧などの労働環境問題）と「ブラックフラッグ」（障害保険・労災補償・労働条件・雇用形態・企業の姿勢や政策の問題）という新たなカテゴリーが加わり（図14参照）、腰痛問題の解決には企業や政府の協力が不可欠とされています。

いずれにしろ、イエローフラッグは腰痛の発症、再発の頻度、症状の持続期間、活動障害の程度、病欠期間、医療費など、腰痛によって生じるあらゆる問題に深く関与しています。

ということは、イエローフラッグが多ければ多いほど、あなたの腰痛はより

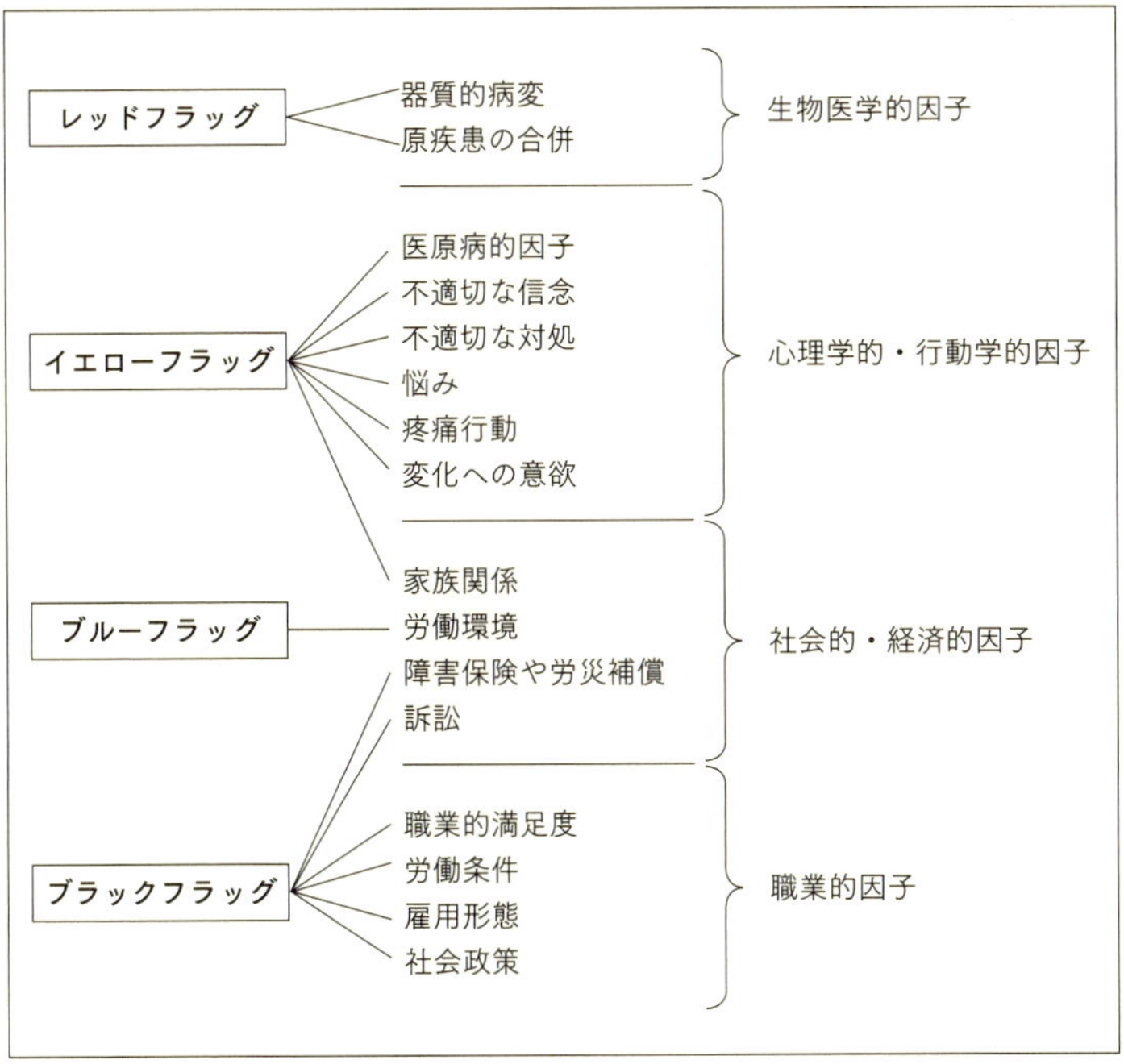

図 14. 腰痛疾患の危険因子
（Main CJ & Williams AC: *BMJ,* 2002 より）

深刻な状況にあるはずです。しかしそれは、**イエローフラッグを減らすことができれば、腰痛から解放される**という意味でもあります。

過去は変えられないにしても、あなたが腰痛をどう解釈し、どんな行動を起こすかによって、未来はいくらでも変えられます。

もし腰痛と縁を切りたいと思うのなら、二足歩行の宿命などという考えは一刻も早く捨ててください。時代遅れの迷信や神話を信じているかぎり、今までと同じことをくり返すばかりで、あなたの未来は何も変わりません。

第5章

新たなる戦略

最先端の腰痛対策とは

あなたはおそらく、腰痛は専門家に任せるしかない、医学的問題だと思っているのではありませんか？

でもそれはちがいます。重大な病変があるならともかく、グリーンライトの腰痛を医学的問題として他人《ひと》任せにしていると、いつまで経っても問題解決の糸口は見えてきません。

「生物・心理・社会的疼痛症候群」という新しいモデルの登場は、腰痛の背後に潜む心理社会的側面にも焦点をあて、心身両面にわたる多角的アプローチが不可欠であると同時に、腰痛に対する態度と信念を根本的に改める必要があることを示しています（図15参照）。

言い換えれば、腰痛はひとつの方法で解決できるような単純な問題ではなく、あなたも医療チームの一員として治療に参加し、**あなた自身が主治医となって腰痛に立ち向かうのが、どんな治療よりもはるかに有効だ**ということです。

あなたはけっして無力などではありません。あなたにできることはたくさんありますし、結局は自分の腰は自分で治すという攻めの姿勢が突破口を開くのです。

第一に、腰痛に対して抱いている不安や恐怖に打ち克つこと。

痛みを恐れてビクビクしながら過ごすのと、じきに治るものだと安心して過ごすのでは、症状の強さ、活動障害の程度、回復速度、再発頻度に雲泥の開きがあります（13ページ図3・表9参照）。それを考えれば、**安心は腰痛の特効薬**であり、なおかつ第一選択薬だといっても過言ではないでしょう。

とはいうものの、人類は情報の真偽を見抜く能力、いわゆる「メディア・リテラシー」をおろそかにしたまま、急速に情報化社会を拡大させてきました。そのおかげで、メディアによる行き当たりばったりの健康情報や、ネット上に氾濫する時代錯誤の情報を鵜呑みにする人があとを絶たず、腰痛に対する不適切な態度と信念が蔓延してしまいました。

たとえ医師が不安を和らげようと心を砕いたところで、かぎられた時間内で誤った社会通念を覆すのは、もはや至難の業《わざ》といえるでしょう。

表9．安心と不安による2週間後の改善率
（Thomas KB : *BMJ*, 1987 より）

	安心を与えた群		**不安を与えた群**	
	治療群	**無治療群**	**治療群**	無治療群
4群の改善率	64%	**64%**	**42%**	36%
総改善率	64%		39%	

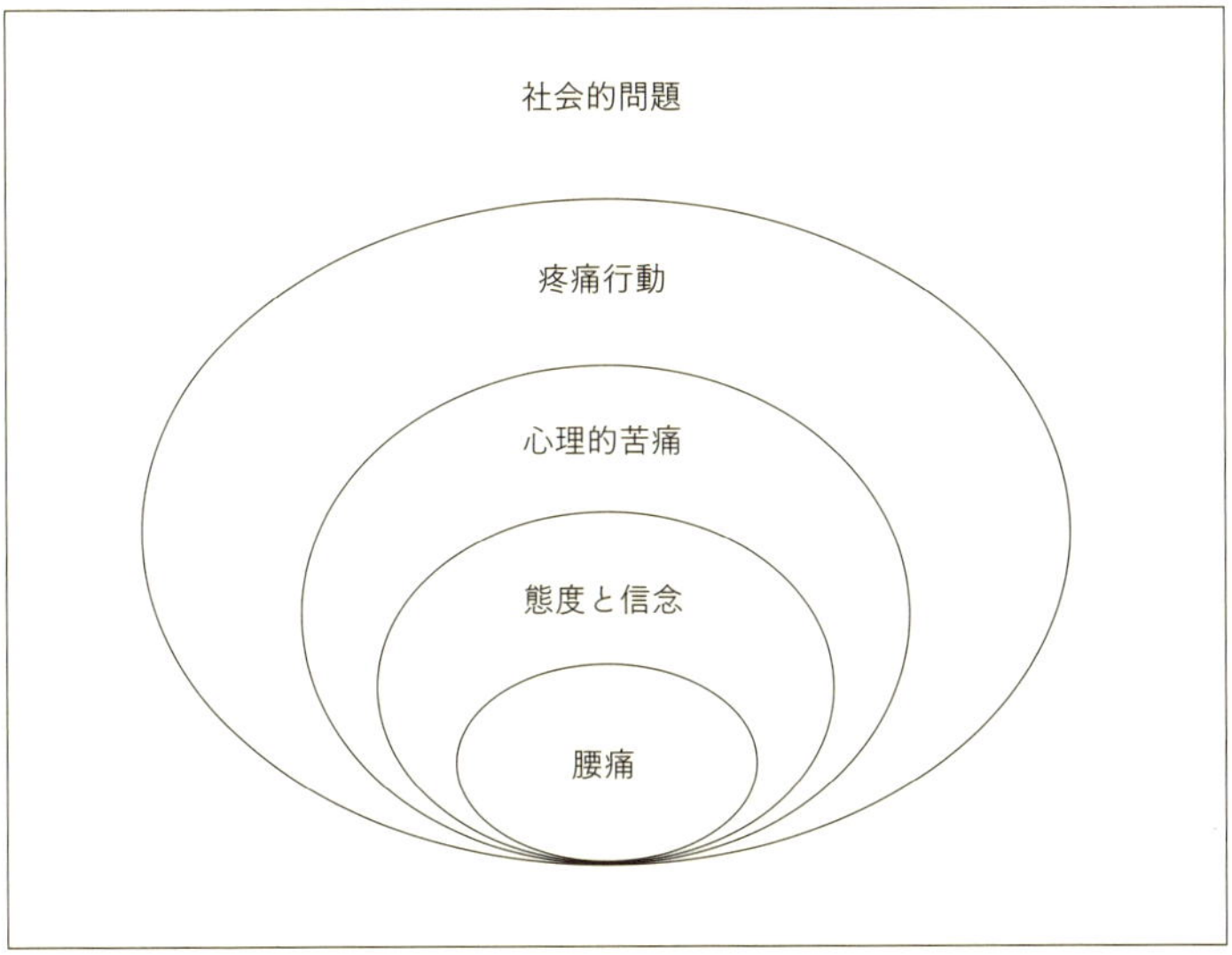

図15．生物・心理・社会的疼痛症候群モデル
（Main CJ & Williams AC : *BMJ*, 2002 より）

だからといって、みすみす特効薬を手放すわけにはいきません。それなら、あなたが自力で手に入れればいいのです。

とりあえず、〝腰痛にまつわる常識〟とやらを頭の中から消去してください。中でも肉体的・物理的アドバイスには耳を貸してはいけません。

いくつか例を挙げてみましょう。

- 重い物を持ってはいけない
- 腰を反らせてはいけない
- 腰を曲げてはいけない
- 腰をひねってはいけない
- 柔らかいマットレスで寝てはいけない
- うつ伏せで寝てはいけない
- 仰向けで寝てはいけない
- 柔らかいソファに座ってはいけない

- あぐらをかいてはいけない
- 脚を組んではいけない
- ハイヒールを履いてはいけない
- 急に動いてはいけない
- 体重を減らさなければいけない
- 立ったままズボンや靴下を履いてはいけない
- クロールや平泳ぎで泳いではいけない
- 激しいスポーツをしてはいけない
- コルセットを手放してはいけない
- からだは左右対称でなければならない
- 背骨はS字状のカーブを描いていなければならない

こうした根拠のない噂話を信じているかぎり、朝から晩まで、それどころか眠っている間も腰を意識しなければなりません。

不安にさいなまれながら注意を集中させていると、腰痛の回復が遅れるのはもちろん、いとも簡単に再発をくり返すようになりますし、慢性化して痛みの悪循環から抜け出せなくなります（図16参照）。

アメリカの思想家、ラルフ・エマソン曰く。

恐怖は常に無知から生じる

ほとんどの腰痛は、腰の何かが壊れているわけでもなければ、古傷が悪化したわけでもありません。風邪やササクレと同じ自己限定性疾患ですから、たとえどんなに痛みが強くても、必ず〝日にち薬《ぐすり》〟が治してくれるグリーンライト、万国共通のゴーサインだということを頭に叩き込んでください。

第二に、腰痛を和らげるために、ベッドで安静にするのはやめること。

いまだに「腰痛は安静第一」という神話の信者がいるようですが、激痛のた

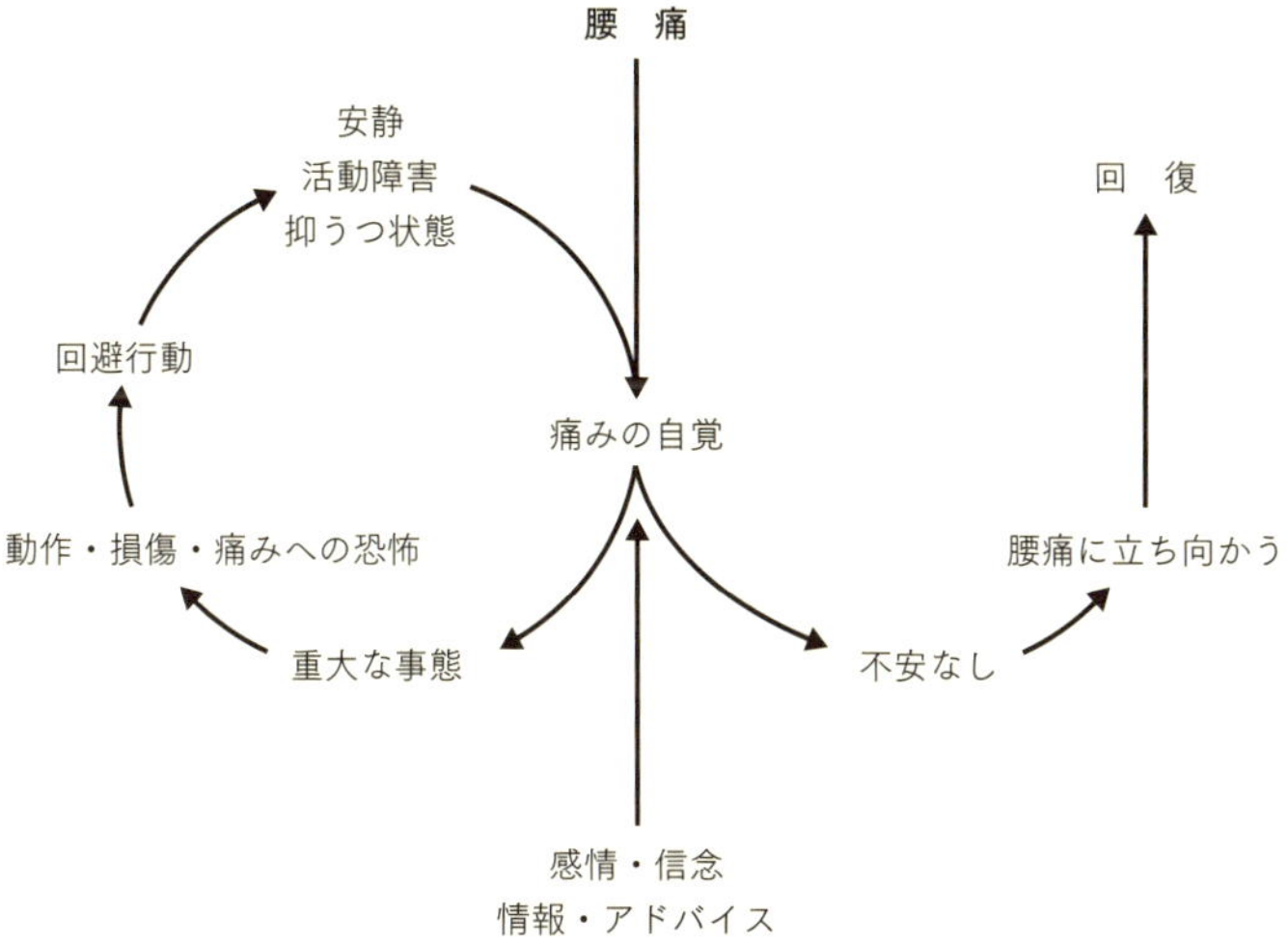

図 16. 不安や恐怖は痛みの悪循環を招く
（Waddell G : *The back pain revolution*, 2004 より）

めに起き上がれない、動けないという場合はやむを得ないにしても、治療として安静に寝ているのは賢明とはいえません。

そもそも、腰痛や下肢痛に安静が有効だという証拠は、この世に存在しないのです。それどころか、安静は回復を遅らせるだけでなく、筋萎縮《いしゅく》、関節拘縮《こうしゅく》、骨粗鬆症《そしょう》（廃用性骨萎縮）、起立性低血圧、心肺機能低下、高カルシウム血症、尿路結石、静脈血栓塞栓症《そくせん》（エコノミークラス症候群の一種）といった、重大な合併症をまねく危険性があります。

腰痛はどのみち治っていく運命にありますから、百害あって一利なしとまではいいませんけど、あえて危険を冒してまで回復を遅らせることに、いったいどんな意味があるというのでしょう？

腰痛の第一選択薬は、「安静」ではなくて「安心」ですから、今時、腰痛患者に安静を指示する医師など、どこを探してもなかなか見つからないはずです。

怖くてベッドから抜け出せない時は、まず起き上がることから始めてみましょう。もし起き上がることができたら、今度は家の中を歩く練習をしてください。人の手を借りてもいいし、壁伝いでもかまいません。とにかく立ち上がって自分の足で歩くのです。それが回復への近道です。

第三に、できるだけ普段どおりの生活を続けること。できれば仕事も休まないほうがいいのですが、もし休んだとしても一日も早く職場復帰することです。痛みの許す範囲内で日常生活を続けるだけで、症状がより早く回復し、欠勤日数も少なくなり（図17・18参照）、慢性化を防ぐばかりか、再発まで抑えられます。

これは治療しようがしまいが同じことで、どんな治療法を選ぶにしても、普段どおりの生活に優るものはないかもしれません。

激痛で動けなくて欠勤した場合でも、痛みが完全に消えるのを待つ必要はありません。仕事はむしろ回復を促してくれますから、痛みが和らいで動けるようになったら、一日も早く職場復帰してください。

ただし復職してからの数週間は、仕事の内容を変更する必要があるかもしれません。上司や同僚に事情を説明して、負担の軽い仕事から始めて、ゆっくり元に戻していってください。きっと回復していくのが実感できるはずです。なぜなら、仕事には立派な治療効果があるからです。

第四に、簡単な鎮痛法を試してみること。

世の中には素晴らしい治療法が数多くありますが、現実にはその効果はどれもドングリの背比べで、今のところ決定打といえるものは確認されていません。だとしても、まったく使い物にならないわけではありません。比較的安全で、あまり財布が痛まないものなら試してみる価値はあります。

たとえば、薬局の市販薬であれ、医師の処方薬であれ、鎮痛剤を使ってみるのもひとつの方法です。胃潰瘍やアスピリン喘息のある人、妊娠中や授乳中は服用できませんが、用法・用量を守りさえすれば、安全かつ有効な選択肢のひとつといえます。

ただしその目的は、腰痛を治すことにあるのではなく、あくまでも普段どお

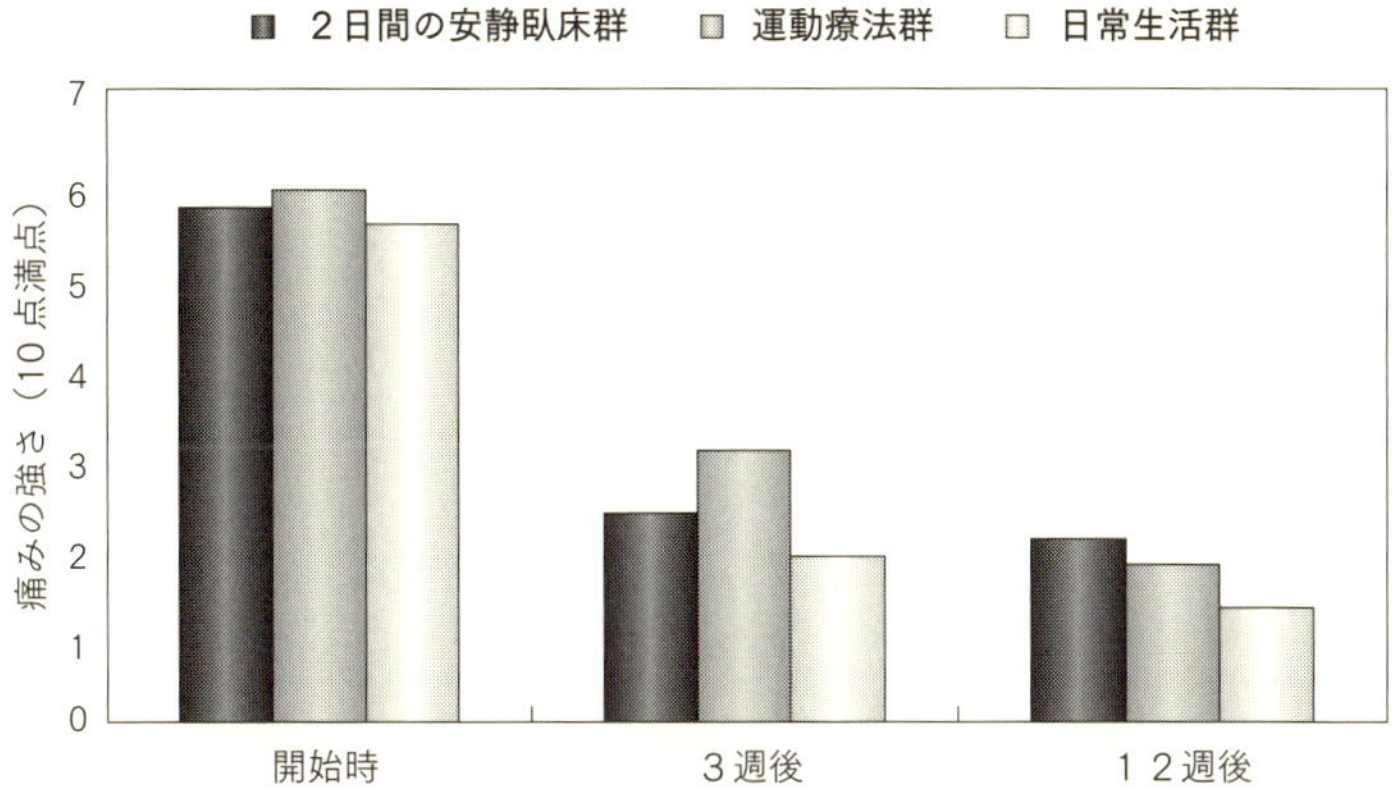

図 17．日常生活は急性腰痛の特効薬
（Malmivaara A．et al : *N Engl J Med,* 1995 より）

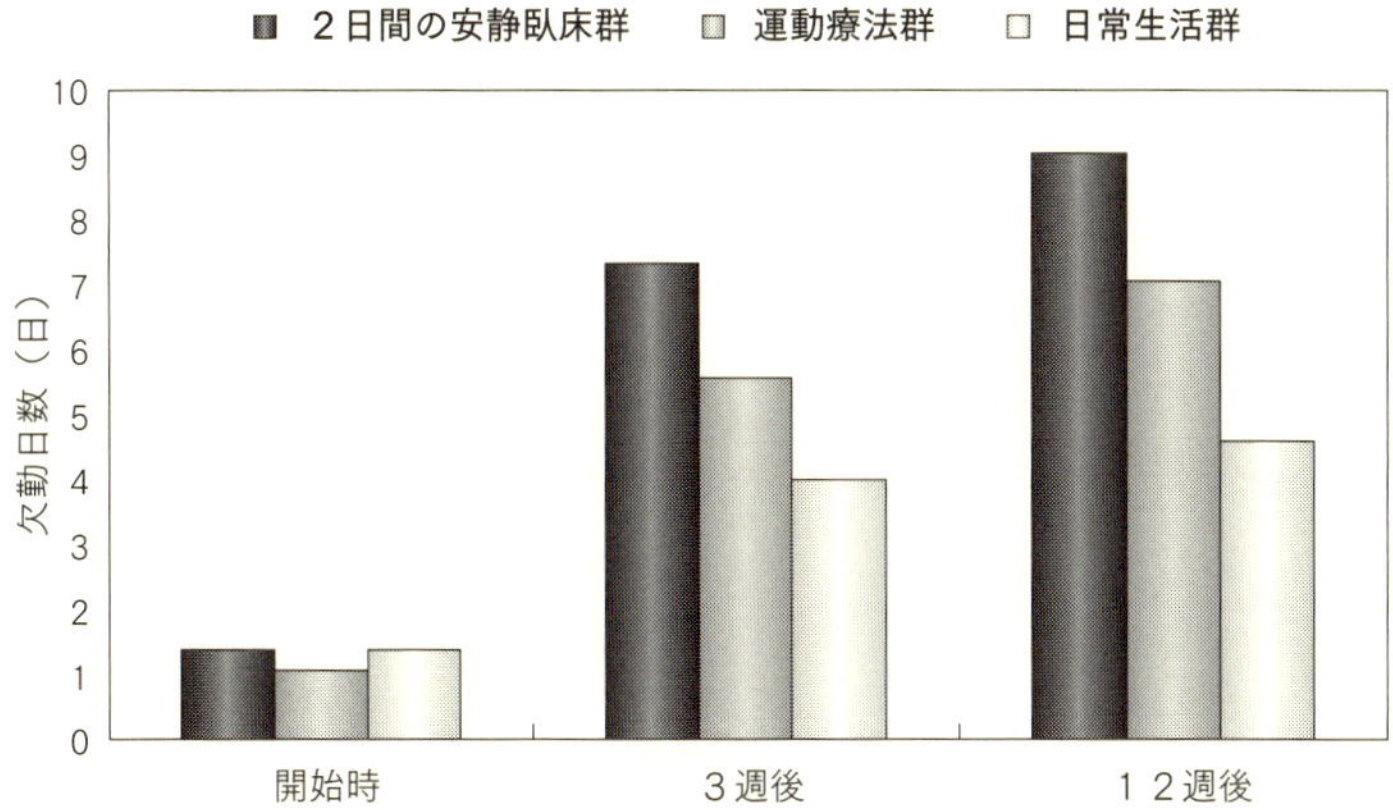

図 18．日常生活群は職場復帰も早い
（Malmivaara A．et al : *N Engl J Med,* 1995 より）

りの生活を取り戻すことにあります。腰痛が自然に回復するまでの間、少しでも快適に日常生活を続けられるようにするというわけです。

風邪薬は辛い症状を和らげてくれますが、風邪そのものを治す力はありません。実際に風邪を治すのは、内に秘めている免疫力にほかならないからです。

それと同じで、治療法自体に腰痛を治す力はないものの、もしかすると症状を和らげてくれるかもしれません。もしわずかでも症状の緩和に成功したら、その間にからだを動かして、あなたの治癒力をフル稼働させるのです。

最近では、カイロプラクティックやオステオパシー、マッサージ、鍼治療といった補完代替医療《ほかんだいたい》も見直されているようです。そうした医療資源も試してみましょう。

しかし、同じことをいつまでも続けているわけにはいきません。イエローフラッグにもあるように、ある特定の治療法に依存するのは禁物です。あなたの主治医は、あくまでもあなた自身です。**自分の腰は自分で治す**という攻めの姿勢を忘れないでください。

第五に、ストレス解消法を見つけて、リラックスする時間を確保すること。

単独犯なのか、それとも共犯者がいるのかはともかく、医学界は心理的ストレスが腰痛に関与しているところまでは突き止めました。ということになれば、日頃のストレスをどう処理するかも重要になってきます。そこで自分に合ったストレス解消法を見つけるのです。

趣味に没頭するのもよし、バラエティ番組を見て笑うのもよし。公園を散策したり、好きな音楽を聴いたり、美味しい物を食べる、友人との語らい、カラオケ、ウインドウショッピング、ドライブ、映画鑑賞、温泉、瞑想など何でもかまいません。心から楽しめるものを見つけて、リラックスできる時間を確保してください。

あくまでも自分が主導権を握っていて、依存しないという自信があるなら、カイロプラクティックやオステオパシー、マッサージ、鍼治療、アロマテラピーなどもストレスを緩和してくれるかもしれません。

また、ストレスに押し潰されそうなほど気持ちが昂ぶっている時は、新聞やテレビの暗いニュースから遠ざかったり、カフェインやアルコール、ニコチンの摂取を控えたりするのも効果的です。

これといった趣味もないし、どうやってリラックスすればいいのか分からないあなたには、世界中で使われている腰痛患者用の教育パンフレット、『ザ・バック・ブック』にある「スウェーデン式リラクゼーション法」をお勧めします。

いうまでもなく、わたしたちは意識的に心臓を止めたり、体温を上げたり、ホルモンを出したりすることができません。というのも、わたしたちのからだの機能は、自律神経系によって無意識下でコントロールされているからです。

ところが、意識的にコントロールできる器官がひとつだけあります。それは呼吸器です。

呼吸器は、わたしたちが自律神経系にアクセスできる唯一のチャンネルで、大きく深呼吸することもできれば、一時的に息を止めることさえできます。

「**スウェーデン式リラクゼーション法**」とは、この呼吸を使ってストレスや痛みを緩和させようというものです。

やり方は簡単です。まず四つ数えながら大きく息を吸い込み、そのまま息を止めて一六数え、八つ数える間に息を吐き切るのです。これを一〇回くり返すだけですから、ほんの五分もあればできるでしょう。

ただし、無理にリラックスしようとしないでください。余計なことは考えずに、ただカウントと呼吸だけに集中するのです。

習慣づけるために、しばらくの間はできるだけ決まった時間にやるといいでしょう。もしかすると、その効果に驚かされるかもしれません。

急に発症したにしろ再発したにしろ、この五つの治療戦略を理解して行動に移せば、回復時間がかなり短縮できますし、慢性化も防ぐことができます。現にその**効果は、従来の治療をはるかに凌ぐ**ことが立証されています。

たとえば、腰痛関連コストが一〇年間で三倍に膨れ上がり、保険制度の危機に瀕していたオーストラリアのビクトリア州で、『腰痛に屈するな！』と銘打つ大規模なマスメディア・キャンペーンを実施したことがあります。

教育パンフレットの『ザ・バック・ブック』を一六カ国語に翻訳して広く配布するとともに、有名スポーツ選手や腰痛研究の第一人者を登場させて、ゴールデンタイムでの集中的なテレビＣＭ、ラジオＣＭ、新聞や雑誌の広告、屋外看板広告、ポスター、セミナー、職場訪問などを通して、新しいモデルによる治療戦略を浸透させるというものでした。

その結果、腰痛による欠勤、障害保険請求、医療費の大幅な削減に成功し、三三億円を超えるコストが抑えられたのです。

ビクトリア州の人口は五〇〇万人ですから、もし一億三〇〇〇万人の日本で同じことができれば、一〇〇〇億円のコストが節約できる計算になります。それも指一本触れずにできるのです。

こうしたマスメディア・キャンペーンは、イギリスのスコットランド、ノルウェーのヴェストフォルド県とアウスト・アグデル県、そしてカナダのアルバータ州でも実施されていて、それぞれ素晴らしい成果を収めています。

ところで、いくらドクターショッピング（よりよい治療を求めて転々と医療機関を渡り歩くこと）を続けても、同じような検査と治療がくり返されるばかりで、なかなか治らなかった経験はないでしょうか？　それは二〇世紀の医学が、急性腰痛と慢性腰痛を区別しないまま、ルーチンワーク（決まりきった日常業務）のように患者を扱ってきたからです（表10参照）。

実際のところ、ドクターショッピングという時間と費用の無駄遣いと、古い損傷モデルによるルーチンワークの組み合わせによって、**慢性腰痛**という難民が生み出されてしまったのです。だからこそ、あなた自身が主治医となって、腰痛に立ち向かうことが求められているわけです。

ただ、グリーンライトの腰痛とはいえ、慢性腰痛となると五つの治療戦略だけではまだ足りません。急性腰痛もさることながら、特に慢性腰痛の場合は人生に深刻なダメージを与えてしまうからです。

三〇分以上は座っていられなくて、進学も就職も断念せざるを得なかった学

表10. 急性腰痛と慢性腰痛の定義
（European guidelines, 2004より）

急性腰痛	慢性腰痛
発症後3カ月未満の腰痛で、3カ月以上無症状の期間があった後に再発した場合も含む	発症後3カ月以上持続している腰痛で、頻繁に再発をくり返し、無症状の期間が3カ月に満たない場合も含む

註：下肢症状の有無にかかわらない

生。絶対安静の指示を守って、床ずれに苦しんでいる若者。痛みへの恐怖から、何年も外出をしたことがない主婦。長期欠勤が続いたために、職を失ってしまった会社員。思い切って手術を受けたのに、さらに悪化して何度も手術をくり返す脊椎《せきつい》手術後不全症候群。不幸なことに、将来を悲観して自ら命を絶つ患者も少なくありません。

だとしても、けっしてあきらめてはいけません。あきらめさえしなければ、必ずチャンスはやってきます。もしかすると、今がそのチャンスかもしれません。

慢性腰痛に対しては、五つの治療戦略を充分把握したうえで、さらにふたつの治療戦略を加える必要があります。

第六に、症状やできないことばかり考えないで、できたことに注目して、ほんのわずかな進歩も見逃さないこと。

慢性腰痛の患者には、共通したいくつかの思考パターンがあります。何事にも完璧を求めようとし、悪いことばかりが目に入り、何でも自分に責任があるように感じ、ついつい悲観的になってしまう。こうした思考パターンも回復を妨げる一因となっています。

とはいえ、あまりにも闘病生活が長いと、だんだんネガティブになるのは当然のことです。いつ痛みから解放されるのかも分からないのですから、ネガティブになるなといわれても、それは無理な注文というものです。しかし、少しだけ物事の見方を変えてみましょう。

まず、痛みの強さをチェックして毎日書き留めている人がいますが、それは今すぐやめてください。痛みに注意を集中させて治るくらいなら、寝る間も惜しんで一時間ごとにチェックすることをお勧めします。

ですがそれは逆効果となります。注意を向けている部分が過敏になりますから、痛みが強くなることはあっても、消えることはまずないでしょう。ですから、今日をかぎりに痛みのチェックはやめるのです。

中には朝昼晩と、一日三回もチェックする猛者《もさ》がいます。何度も痛みを再確認して、わざわざネガティブな自己暗示をかけてどうしようというのでしょう？　そんな無意味なことは、すぐにやめてください。

また、痛みへの恐怖心から、できないことをリストアップしている人がいます。「一〇分以上は歩けない」「買い物に行くのは無理」「電車やバスには乗れない」と考えている人です。

それで痛みが強くなった経験があるからこそ、防御シールドを張って活動範囲を制限しているのでしょう。その気持ちはよく分かります。しかしいつまで閉じこもっているつもりですか？　そろそろシールドを解除して、少しだけ外に出てみましょう。

長い間シールドの中で身を潜めていると、日に当たっても、風に当たっても、人込みを見るだけでも疲れてしまいます。ほとんどからだを動かしていないので、筋肉痛にだってなるかもしれません。

それでも勇気を振り絞って、できないと思い込んでいることにチャレンジしてください。グリーンライトの腰痛なら、シールドの外へ出ても命まで取られることはありません。

たとえ痛みがあったとしても、不可能を可能にすることができたのなら、それはとてつもなく大きな進歩です。痛みのことはさておき、チャレンジした勇気とハードルを越えたことを評価して、自分自身を褒めてあげましょう。そしてまた小さなハードルを設定して、三歩進んで二歩下がるつもりで、ひとつずつクリアしていくのです。

こうして成功体験を積み重ねていけば、できないことが減って活動範囲が広がっていきます。そうなれば出口はもうすぐそこです。

第七に、運動する習慣を身につけ、活動的な生活を心がけること。

急性腰痛の時はあえて運動する必要はありませんが、慢性腰痛という痛みの悪循環から抜け出すには、どうしても運動が欠かせません。

従来の古典的な「治療してもらう」「治してもらう」という受け身的な治療法に比べ、運動は慢性腰痛の症状と活動障害を改善するだけでなく、職場復帰率を高めて、腰痛を予防することもできます。ただ現時点では、有効な運動の種類、頻度、強度については明らかになっていません。

だとすれば、運動しない手はありません。からだを動かしさえすれば何でもいいというのですから、無理のない程度であなたの好きな運動をすればいいのです。

身近なところでは、ウォーキング、サイクリング、ストレッチ、ジョギング、水泳、エアロビクス、ヨーガ、ハイキング、スキー、テニス、卓球、バドミントンなどがありますし、エスカレーターやエレベーターの代わりに階段を使ったり、テレビを見ながらエアロバイクやウォーキングマシンで汗を流すのもいいでしょう。

もちろん、オリンピック選手を目指せというつもりはありませんし、好きでもないことを嫌々やる必要もありません。痛みの許す範囲内でかまいませんから、できるだけ楽しめる運動を選んでゆっくり始めてください。

しかし、すぐに効果が現れるわけではないので、まずは運動する習慣を身につけて、活動的な生活を送ることを目指してください。そのためには、曜日や時間を決めて、すんなりと生活に採り入れるのが理想的です。

もしかすると、運動によって一時的に症状が悪化したり、症状が移動したりするかもしれません。急に慣れないことをすると、筋肉痛に悩まされることもあるでしょう。それでも**運動は、慢性腰痛にとってはきわめて有効で、腰の手術を上回るほどの効果**があります。

それに最近、運動には思いがけない効果のあることが確認されています。

たとえば、体重減少や体脂肪減少はもちろん、腰椎《ようつい》手術後の痛み、変形性膝《しっ》関節症、閉塞性《へいそくせい》動脈硬化症、睡眠障害、更年期障害、過敏性腸症候群、うつ病を改善してくれます。

さらには、骨粗鬆症《こつそしょうしょう》、高齢者の骨折、高血圧、糖尿病、静脈血栓塞栓症《けっせんそくせん》、性機能障害、認知症、アルツハイマー病、狭心症、心筋梗塞、脳梗塞、脳出血、クモ膜下出血、がんを予防し、全死亡率を低下させて寿命を延ばすというのです。

根拠のあいまいな健康法やサプリメントに投資する人が多いようですが、これほど広範囲な健康問題に有効な万能薬は、運動のほかには見当たらないでしょう。

とはいえ、「自分はもういい歳だから、今さら運動なんて」と思う人がいるかもしれません。ところが**運動の効果は、若年者より高齢者のほうが大きい**のです。腰痛とは一日も早く縁を切り、健康寿命を延ばしたいと思うのでしたら、すぐに何か始めてみましょう。

さて、新しい腰痛モデルに基づく治療戦略を紹介してきましたが、少しは納得していただけたでしょうか？　とても受け入れ難い話だったとしても、ちょっと立ち止まって考えてみてください。

あなたは腰痛を治すために生まれてきたのではないはずです。いつまでも腰痛に人生を支配されていないで、もっともっと人生を楽しんでみませんか？

従来の治療に満足しているならともかく、もしそうでないのなら、そろそろ二一世紀の治療を試してみるころです。得をすることはあっても、損になることはありません。

第6章

ターニングポイント

あなたはどの道を選ぶのか

あなたは今、ある意味で人生の大きなターニングポイントに立っています。一方には従来の損傷モデルによる治療を続けるという道があり、そしてもう一方には新しいモデルによる二一世紀の治療を試みるという道があります。

どちらを選ぶかはあなた次第です。誰かに強制されるいわれはありませんし、現状に満足しているのなら、自分の信じてきた道をそのまま歩めばいいでしょう。でも現状に満足できず、より効果的な治療法を求めているとしたら、これまでとは異なる新しい道を選択することができます。

医学界はこの二〇年の間に、「生物学的（物理的・構造的）損傷」という機械的なモデルから脱却し、さまざまな要因によって生じる「生物・心理・社会的疼痛症候群」として腰痛を捉えるようになりました。

たしかに画像診断技術が飛躍的に向上し、各分野で大きな恩恵をもたらしたのは事実です。ところが、こと腰痛の分野に限ってみれば、むしろ問題をこじらせたといわざるを得ません。

正常な変化にまで大層なレッテルを貼って医療の対象にし、腰の損傷に対する不安や恐怖を患者に植え付けてきました。その結果、腰痛に関する事実無根の迷信が常識として浸透し、腰痛の回復を遅らせ、再発率を高め、手術頻度の増加や医療費の高騰を招いてしまったのです。

もちろん治療面でも医学は目覚ましい発展を遂げました。さまざまな医療機器や治療法が開発されたばかりか、現代医学以外の補完代替《だいたい》医療も人気を集めています。

それでも結局、自然経過やプラシーボ（見せかけの治療）を上回る効果はほとんど得られませんでしたし、特に「治療してもらう」「治してもらう」という受け身的な方法は、腰への過剰な注意の集中を招き、慢性化を助長するように働いてしまいました。

それならば、手術という伝家の宝刀を抜いて修理しようと考え、腰痛疾患の手術頻度が爆発的に増加しました。

しかしそこで明らかになったのは、短期的には症状の改善が期待できるものの、長期的には手術以外の保存療法とあまり変わらないということです（図19

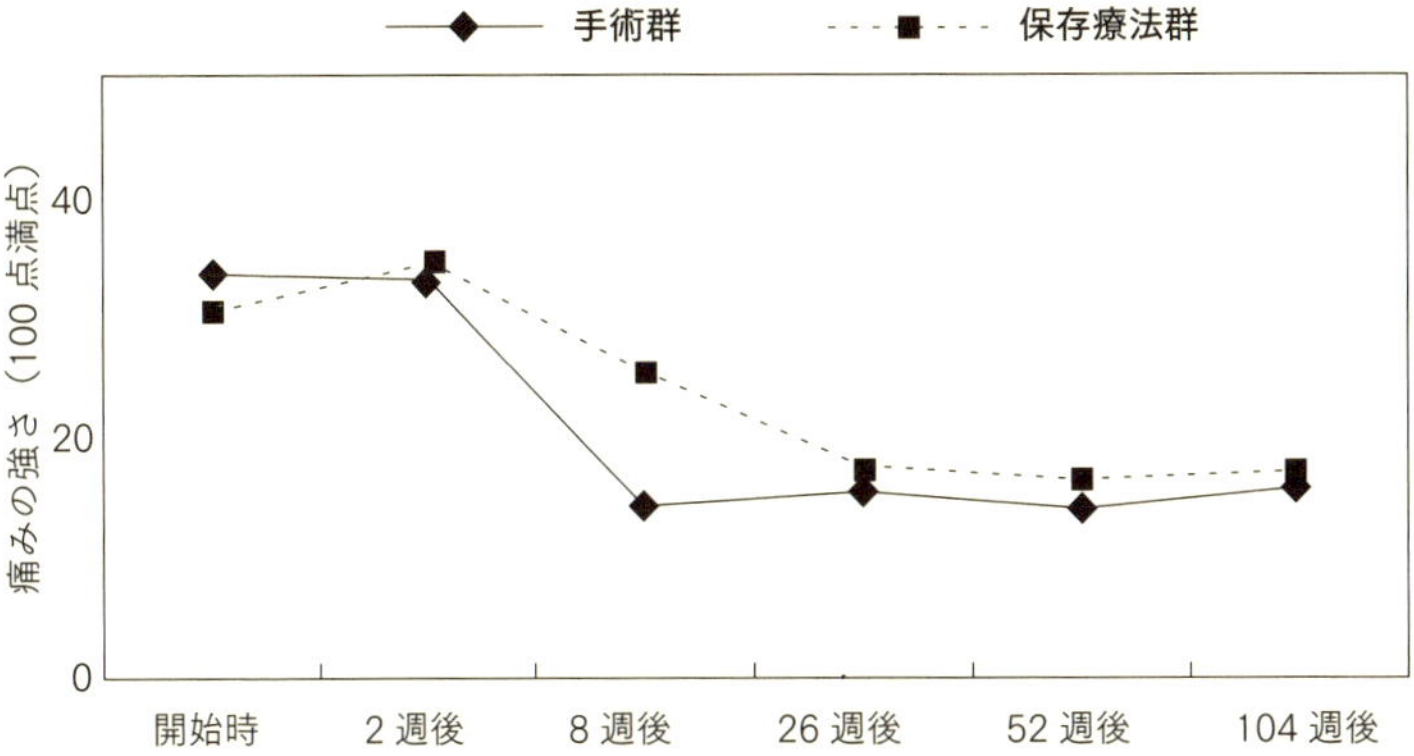

図 19. 手術による腰痛の推移
（Peul WC. et al : *BMJ*, 2008 より）

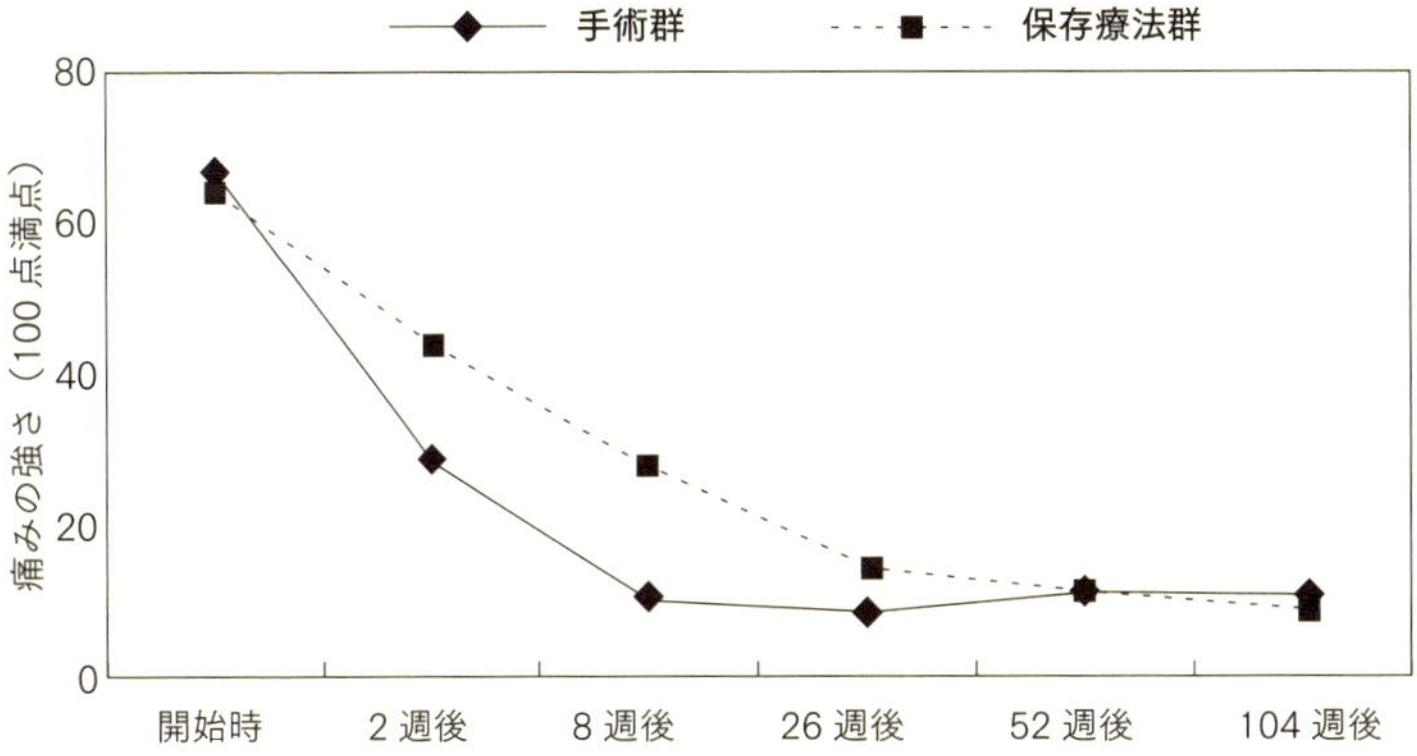

図 20. 手術による下肢痛の推移
（Peul WC. et al : *BMJ*, 2008 より）

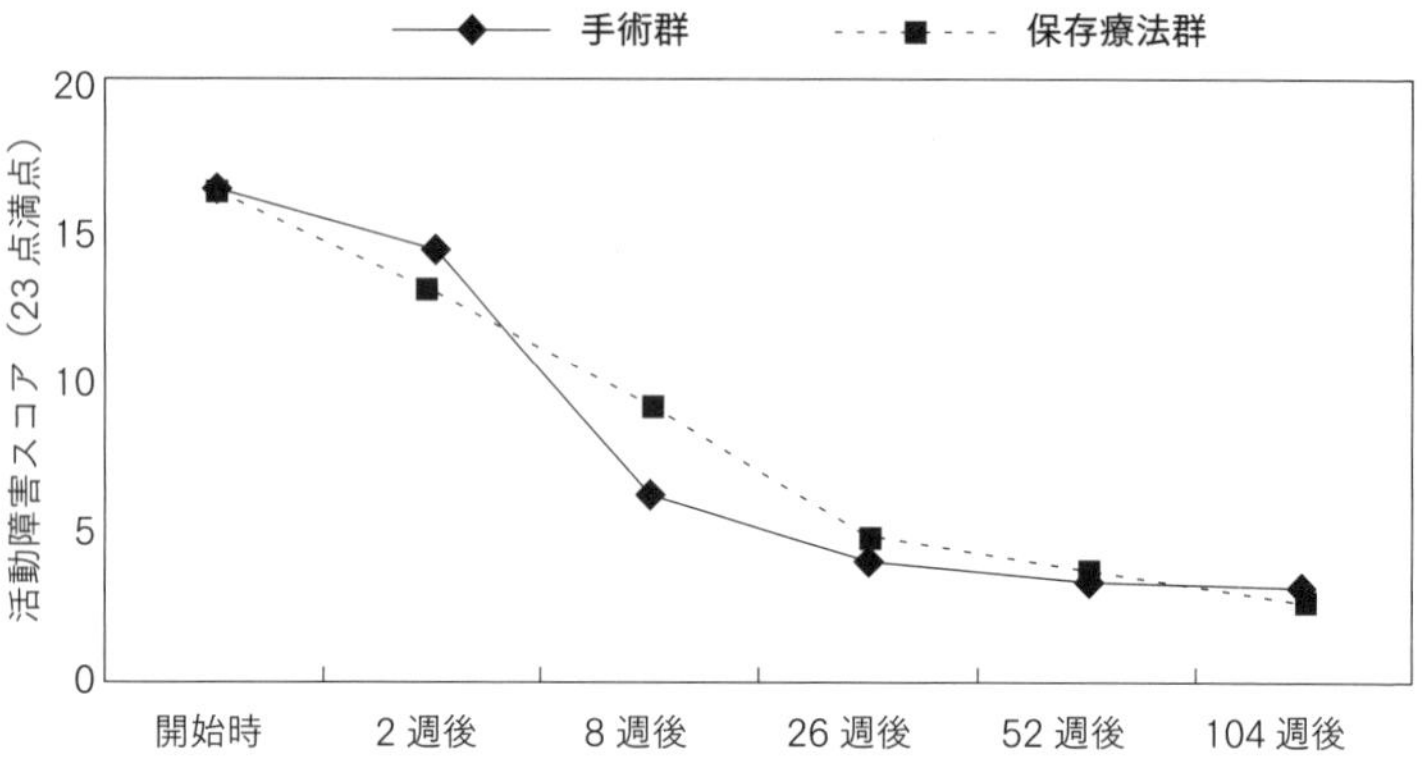

図 21．手術による活動障害の推移
（Peul WC．et al：*BMJ*, 2008 より）

～21参照）。おまけに手術頻度の高い地域ほど、治療成績が悪くなる傾向にあり、手術が押し上げた医療費に見合うだけのメリットは見出せませんでした。

そもそも腰痛や下肢痛は、手術をすれば必ず治るというものではありません。腰の手術には常に、症状がまったく変わらないか、あるいはさらに悪化する「脊椎手術後不全症候群」（ＦＢＳＳ：Failed Back Surgery Syndrome）に進展する危険性をはらんでいます。

こうなるとかなり厄介で、再手術の改善率は四五パーセント（二〇パーセントは悪化）、三回目で二五パーセント

（二五パーセントは悪化）、四回目では一五パーセント（四五パーセントは悪化）にまで落ち込んでしまいます。

リスク（危険性）を上回るだけのベネフィット（有益性）がなければ、医療行為として成り立たないとするなら、生身の人間のからだを機械的に修理しようとするのは、よほど慎重でなければなりません。

本当に手術が必要なのは、重大な病変のあるごく一部の患者にかぎられますから、安易な気持ちで手術を受けると、取り返しのつかないことになるかもしれません。

それから腰痛を予防するために、生体力学に基づく人間工学的アプローチも導入されました。重い物を持たせないようにし、正しい姿勢や正しい物の持ち上げ方を教え、コルセットやサポートベルトで腰を守り、少しでも腰への負担を減らそうとしてきたのです。

しかし実際のところ、腰痛は二足歩行の宿命だとか、腰は壊れやすいものだという信念を強化しただけで、予防どころか患者の増加さえ食い止められませ

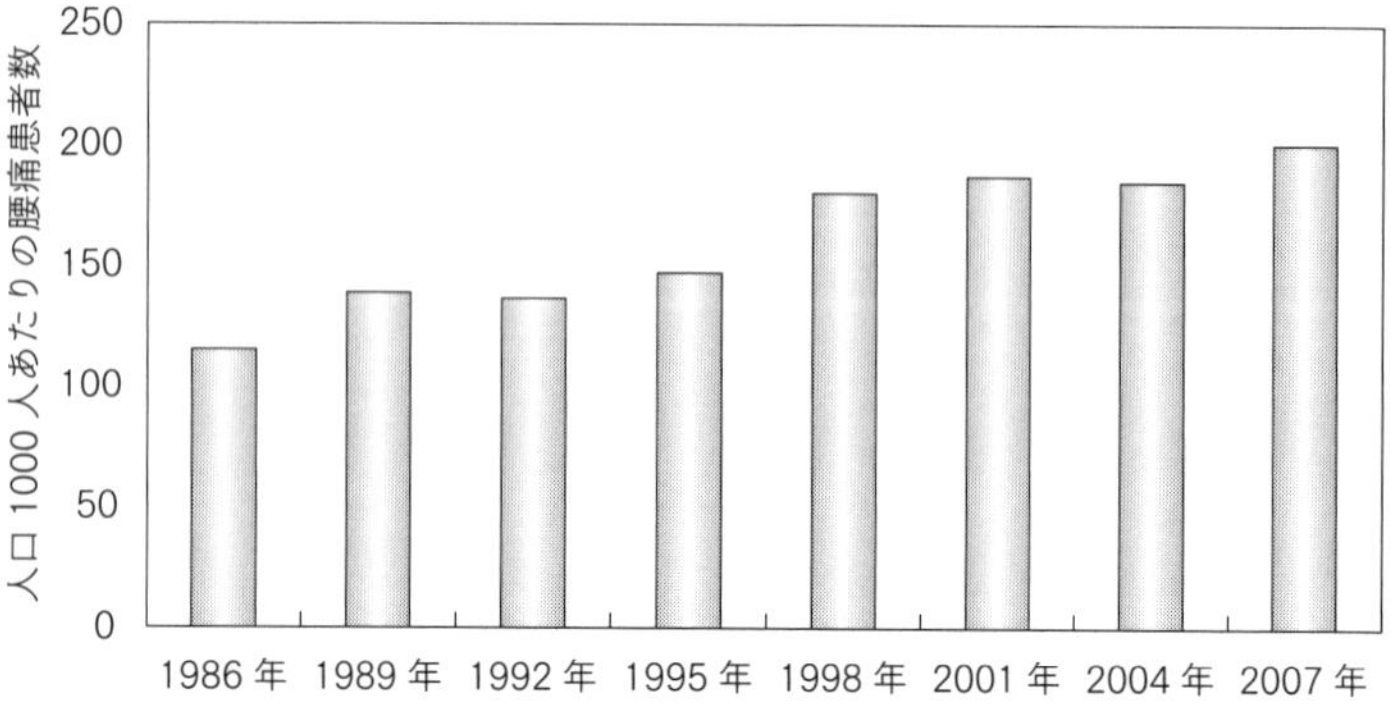

図22. 医学が進歩しても腰痛患者の減少はみられない
（厚生統計協会『国民の動向・厚生の指標』1987～2005 &厚労省サイトより）

んでした（図22参照）。

要するに、古典的な損傷モデルによる治療戦略が失敗に終わったために、医学界は腰痛概念を転換する必要に迫られたということです。

ところが、「生物・心理・社会的疼痛症候群」というモデルが登場したおかげで、医療現場ではドラマチックな変化が起きています。

各国のマスメディア・キャンペーンでも立証されたように、従来の古典的な治療に比べると、**新しいモデルによるガイドラインに則した治療では、治癒率と満足度の向上、ならびに再発率と医療費の**

表12．ガイドライン群と従来の治療群との比較
（McGuirk B. et al : *Spine*, 2001 より）

	ガイドライン群	従来の治療群
診察法とアドバイス	初診時の診察は1時間かけて行ない、経過観察のために30分間の再診を3回受けさせ、説得力のある説明と自信に満ちた態度で安心させ、患者を勇気づけることに重点をおく。自ら腰痛に立ち向かうことを求め、早期の活動再開を勧める。	初診時の診察は20分かけて行ない、その後の再診は行なわない。受け身的な治療方法（理学療法）と安静臥床を勧める。
画像検査実施率	7%	30%
治療法	主にアセトアミノフェンを処方。	アセトアミノフェン、ＮＳＡＩＤｓ、弱オピオイドを処方し、市販の外用薬や受け身的な理学療法を多用。
3ヵ月後の医療費	276オーストラリアドル	472オーストラリアドル
患者の満足度	82%	43%

低下が確認されているのです（表12・図23・24参照）。

さあ、あなたはどちらの道を選びますか？　治癒率が低くて再発率が倍になる道もあれば、治癒率が高くて再発率が半分になる道もあります。あなたが自由に決めることができるのです。

どの道を選ぶにしても、けっしてあきらめずにベストを尽くしてください。腰痛に屈することなく、立ち向かう勇気さえ失わなければ、必ず明るい未来が開けてきます。

アメリカの神学者、ラインホルド・ニーバー曰く。

神よ　与えたまえ
変えられないものを受け入れる心の静けさを
変えられるものを変えていく勇気を
そしてこのふたつを見分ける叡智《えいち》を

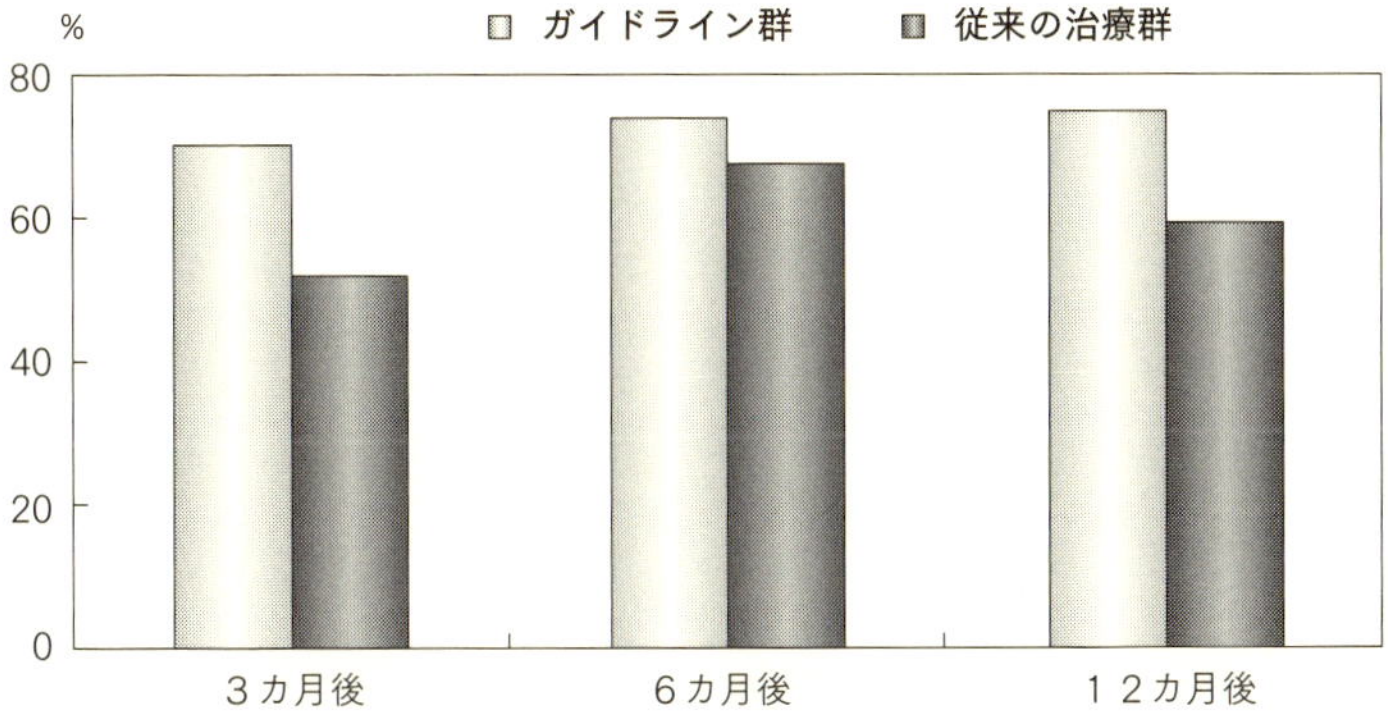

図 23. 治癒率の比較
（McGuirk B. et al : *Spine*, 2001 より）

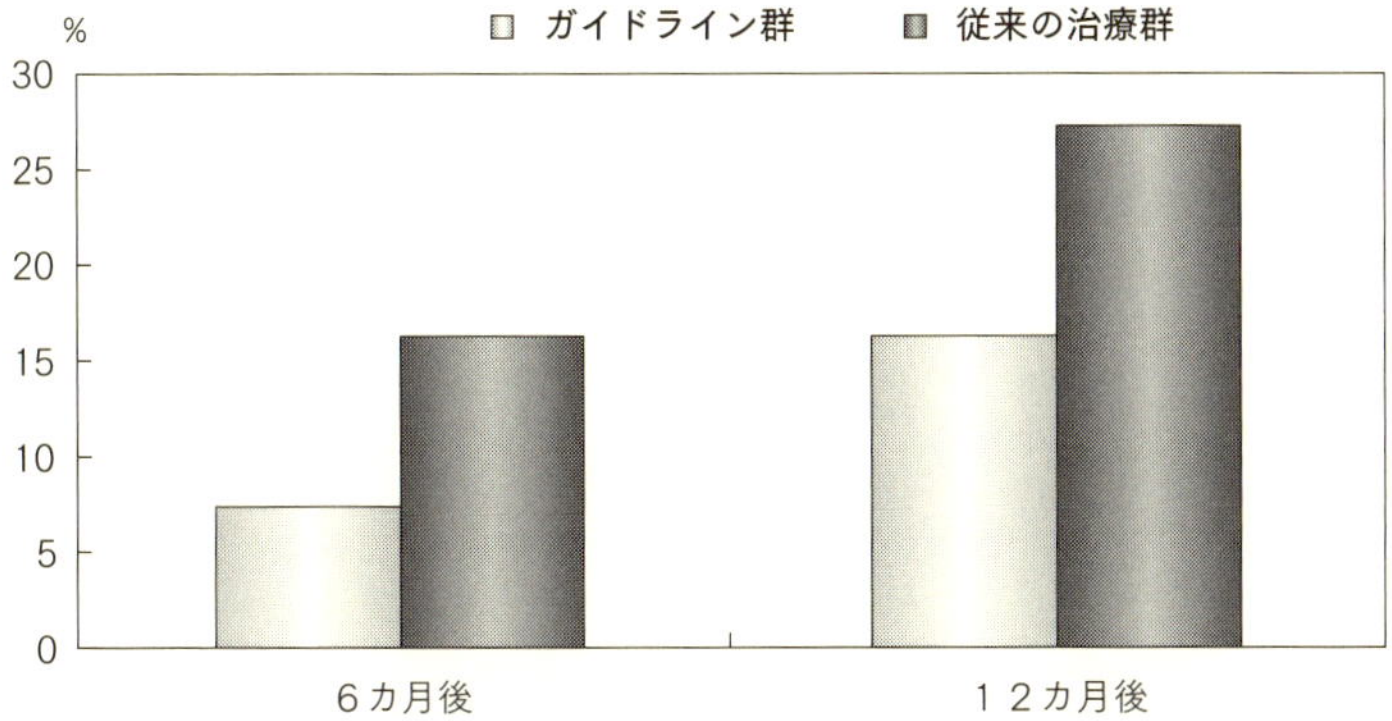

図 24. 再発率の比較
（McGuirk B. et al : *Spine*, 2001 より）

他人と過去は変えられませんが、自分と未来は変えられます。**自分の力を信じて、あなたなりにベストを尽くしてください。**

おわりに

振り返ってみれば、世界で初めて「腰痛の原因は心理社会的因子にある」と指摘したのは、ニューヨーク大学医学部臨床リハビリテーション医学講座のジョン・E・サーノ教授でした。

一九二三年生まれのサーノ教授は、患者の症状と画像所見が一致しないことに絶えず疑問をいだき続け、三四年の歳月をかけて「TMS」（Tension Myositis Syndrome：緊張性筋炎症候群）という独自の理論を打ち立て、一九八四年に著した *Mind Over Back Pain* で紹介したのです。

このTMS理論では、正しい情報こそが腰痛の特効薬であると位置づけています。すなわち、セミナーや読書療法といった方法を駆使して情報を提供し、腰痛の原因は構造異常にあるという患者の洗脳を解き、心理社会的因子によって生じることを理解させたうえで、動作恐怖症（physicophobia）を克服すべくからだを動かそうとするのです。

今でこそ、この治療方針の正当性は科学的に証明されていますが、その当時は医学界から異端者あつかいされ、非科学的な補完代替医療《ほかんだいたい》とみなされるか、ごく一部の心因性腰痛の話だと決めつけられていました。

しかし、救世主を求めてさまよう腰痛難民にとっては結果がすべてですから、異端者であろうと非科学的であろうと、それはまったく関係ありません。一日も早く痛みから解放してくれるなら、藁にもすがりたいというのが本音ではないでしょうか。

実をいうと、わたし自身もＴＭＳ理論の恩恵を受けたひとりです。一五歳から腰痛と下肢痛（いわゆる坐骨神経痛）に悩まされていたわたしは、この *Mind Over Back Pain* を読むことによって、二一年間におよぶ苦痛にようやくピリオドを打てたのです。その時の驚きは今でも忘れられません。

奇しくも、カナダのゴードン・ガイアット医師が「Evidence-Based Medicine」と題するわずか一ページの論文を発表した一九九一年、サーノ教授はTMS理論をさらに詳しく解説した *Healing Back Pain*（邦題『サーノ博士のヒーリング・バックペイン』春秋社）を出版します。この読書療法の効果には著しいものがあり、たちまちベストセラーとなって一大センセーションを巻き起こしました。

こうなるとメディアも黙ってはいられません。アメリカの人気テレビ番組である「20／20」（ABC）と「ラリーキング・ライブ」（CNN）がTMS理論をテーマに特別番組を放映したところ、どんな治療を受けても効果のなかった慢性腰痛が消えたという視聴者が続出し、一九九七年に実施されたオーストラリアのマスメディア・キャンペーンを彷彿とさせるような現象が起きたのです。

TMS理論とアメリカ政府が発表した世界初の腰痛診療ガイドラインを紹介した拙著『腰痛は〈怒り〉である』（春秋社）でさえ、読書療法だけで大勢の慢性腰痛患者を救えたくらいですから、情報が腰痛の特効薬であるというサーノ教授の主張はけっして誤りではありません。

一方、ＥＢＭ（根拠に基づく医療）の登場によって、医学界の腰痛研究も加速度的に進みました。一個人の経験知から生み出されたＴＭＳ理論とは対照的に、全世界で年間二〇〇万件を超える論文が発表される中、そのすべてを検索して批判的吟味を加えるという手法を採用し、従来の診断と治療の再評価を試みてきたのです。いわば世界中の頭脳を結集させたわけです。

しかも、一〇〇件の論文のうち二三件が二年以内にその結論が覆され、そのうち七件は発表された時点ですでに結論が覆っているというのですから、再評価の行程がいかに険しいかは容易に想像がつくでしょう。こうした理由もあって、ガイドラインは三年おきに改定する必要があるとされているのです。

いずれにしろ医学界は、従来の古典的な腰痛モデルの大転換に踏み切りました。「生物学的（物理的・構造的）損傷」という機械的なモデルから、さまざまな要因によって生じる「生物・心理・社会的疼痛症候群」モデルへの転換です。

わたしはかつて拙著の中で、「科学的検証に耐えること、これこそがＴＭＳ

理論に残された課題なのです」と述べましたが、まさかこれほど早くその日が訪れるとは想像だにしませんでした。それを考えると、先覚者たちのたゆまぬ努力とその偉大なる業績に感謝せずにはいられません。

しかし現時点では、従来の古典的な治療法に比べれば、やや有効な治療法がおぼろげながら判明したにすぎません。解明しなければならない腰痛の謎は、まだまだ残されています。

たとえば、いったいどんなメカニズムで心理社会的因子が症状を引き起こすのか、はたして心理社会的因子以外に共犯者はいないと断言できるのか、非特異的腰痛と神経根症状の回復速度に差があるのはなぜか、国や地域によって生涯発症率に八倍もの開きがあるのはなぜか、まだ発掘されていない有効な医療手段は何かなどです。

それでも、近年の医学の日進月歩ぶりには、目を見張るものがあります。このスピードで順調に研究が進めば、そう遠くない将来に腰痛の謎がすべて解明され、格段に優れた治療戦略が誕生するでしょう。

腰痛という負の遺産を次の世代、あるいはその次の世代に遺したくないと願っているわたしは、その日が来るのを心待ちにしています。

ところで本書の執筆中、偶然にもNHKスペシャルで『腰痛――それは二足歩行の宿命か?』が放映されました。これは元国際腰椎学会会長の菊地臣一先生の取材を通して製作された番組で、海外のマスメディア・キャンペーンとまでは行かないまでも、視聴者には少なからず何らかの影響を与えたようです。

この番組で特に印象的だったのは、現在も狩猟生活を送っているタンザニアのハザ族の人々に腰痛経験の有無を尋ねたところ、ケガ以外で腰痛になることはないという答えが返ってきたことです。また、「何もしないのに腰が痛くなるなんて、あんたたちは悪い病気じゃないのか?」と切り返されていた場面では、思わず吹き出してしまいました。

ともあれ、根拠のあいまいな健康情報や一個人の声高な自慢話を押し付けるバラエティ番組とは一線を画し、緻密な取材によって最新の研究成果を紹介することで、メディア・リテラシー（情報の真偽を見抜く能力）教育を受けていな

いわが国の視聴者に疑問を投げかけたという点では、ひときわ異彩を放ってい
る番組でした。
メディア側にも複雑な事情があるのでしょうが、こうした根拠に基づく番組
が増えてくるようになれば、腰痛患者の増加に歯止めがかかるだけでなく、医
療費の削減も現実味を帯びてくるのではないでしょうか。国民の利益を考えて
くれるのなら、ぜひメディアの協力もお願いしたいところです。
さて、すべての方のお名前は挙げられませんが、今回も大勢の方々のお力添
えを賜りました。
どんな時も無条件で励まし続けてくださった福島県立医科大学理事長兼学長
の菊地臣一先生、エンタプライズ出版部の北島憲二編集長、ＥＦＴジャパン代
表のブレンダ・Ｅ・ダランパン先生、白金台パークサイドしぜんクリニックの
蔡詩岳先生、ヒューマンギルド代表の岩井俊憲先生、エッセイストの井狩春男
先生。
貴重な情報を提供してくださった予防医学施設アイアンクリニックの小島央

先生、町田内視鏡クリニックの町田マキヨ先生、加茂整形外科医院の加茂淳先生、長崎大学医学部創薬科学講座教授の池田正行先生。

そして陰で支えてくださった鍼灸師の伊藤かよこ先生、看護師で助産師の麻生早苗さん、ホテルアイビス六本木の加藤哲章さんと神谷浩平さん、サーブコープ恵比寿ガーデンプレイスタワーの林かつらさんと角谷怜奈さん、ならびにTMSジャパン会員のみなさまに感謝の意を捧げます。

もちろん、尊敬してやまない声優の田中敦子さん、美しい旋律を提供してくださった紅馬音楽団の三宅真市さん、イラストを担当してくださったボディワーカーの原田麻子先生、イメージ通りの装丁に仕上げてくださった小林義郎さんのご協力がなければ、これほど素晴らしいCDブックは完成しなかったでしょう。

また、わがままをことごとく受け入れてくださった春秋社の神田明社長、鈴木龍太郎編集部長、澤畑吉和営業部長、ご迷惑をかけ通しだった編集担当の江坂祐輔さんには、感謝の言葉すら見つかりません。

みなさま、本当にどうもありがとうございました。この場を借りて心より厚くお礼申し上げます。

二〇〇九年　桜の花の咲くころに

長谷川　淳史

腰痛ガイドブック　根拠に基づく治療戦略　CD－INDEX

ナレーション：田中敦子（マウスプロモーション）
演奏：三宅真市（紅馬音楽団）

・ＣＤは非常にデリケートです。直射日光やその他の熱で曲がることがあります。必ずケースに入れ、高温多湿にならない場所に保管して下さい。
・録音はＣＤの印刷していない面にされています。傷つけたり、汚したりしないようにご注意ください。
・汚れたときは、やわらかい布で中心から外に向かって静かに拭き取ってください。レコード用のクリーナーやシンナーは使用しないでください。
・権利者の許諾なく賃貸業に使用することを禁じます。また個人的に楽しむなどのほかは、著作権法上、無断複製は禁じられています。

SHUNJŪ－71375

参考文献

〔1〕AHRQ. Management of Acute Low Back Pain, 2008（http://www.guideline.gov/summary/summary.aspx?doc_id=12491&nbr=006422&string=back+AND+pain）.

〔2〕Abenhaim L. et al, The Role of Activity in the Therapeutic Management of Back Pain. Report of the International Paris Task Force on Back Pain, *Spine*, 25, p1S-33S, 2000.

〔3〕Abrahamson PE. et al, Recreational Physical Activity and Survival Among Young Women with Breast Cancer, *Cancer*, 107, p1777-1785, 2006.

〔4〕Ahn UM. et al, Cauda Equina Syndrome Secondary to Lumbar Disc Herniation: A Meta-Analysis of Surgical Outcomes, *Spine*, 25, p1515-1522, 2000.

〔5〕Allen C. et al, Bed Rest: A Potentially Harmful Treatment Needing More Careful Evaluation, *Lancet*, 354, p1229-1233, 1999.

〔6〕Amundsen T. et al, Lumbar Spinal Stenosis: Clinical and Radiologic Features, *Spine*, 20, p1178-1186, 1995.

〔7〕Amundsen T. et al, Lumbar Spinal Stenosis: Conservative or Surgical Management ?: A Prospective 10-Year Study, *Spine*, 25, p1424-1435, 2000.

〔8〕Andersson GB. et al, A Comparison of Osteopathic Spinal Manipulation with Standard Care for Patients with Low Back Pain, *N Engl J Med*, 341, p1426-1431, 1999.

〔9〕Andersson HI. et al, Chronic Pain in A Geographically Defined General Population: Studies of Differences in Age, Gender, Social Class, and Pain Localization, *Clin J Pain*, 9, p174-182, 1993.

〔10〕Ardern CI. et al, Revised Adult Treatment Panel III Guidelines and Cardiovascular Disease Mortality in Men Attending A Preventive Medical Clinic, *Circulation*, 112, p1478-1485, 2005.

〔11〕Assendelft WJJ. et al, Spinal Manipulative Therapy for Low-back Pain, *Cochrane Database Syst Rev*, Issue 1, 2004.

〔12〕Atlas SJ. et al, The Maine Lumbar Spine Study, Part Ⅲ, 1-Year Outcomes of Surgical and Nonsurgical Management of Lumbar Spinal Stenosis, *Spine*, 21, p1787-1794, 1996.

〔13〕Atlas SJ. et al, Surgical and Nonsurgical Management of Sciatica Secondary to

a Lumbar Disc Herniation: Five-Year Outcomes from the Maine Lumbar Spine Study, *Spine*, 26, p1179-1187, 2001.
〔14〕 Atlas SJ. et al, Long-term Outcomes of Surgical and Nonsurgical Management of Sciatica Secondary to a Lumbar disc Herniation: 10 Year Results from the Maine Lumbar Spine Study, *Spine*, 30, p927-935, 2005.
〔15〕 Atlas SJ. et al, Long-term Outcomes of Surgical and Nonsurgical Management of Lumbar Spinal Stenosis: 8 to 10 Year Results from the Maine Lumbar Spine Study, *Spine*, 30, p936-943, 2005.
〔16〕 Atlas SJ & Delitto A, Spinal Stenosis: Surgical Versus Nonsurgical Treatment, *Clin Orthop Relat Res*, 443, p198-207, 2006.
〔17〕 Back Active（http://www.backactive.ca/）.
〔18〕 Back Pain Management Task Force of the Greater Flint Health Coalition, Back Pain Task Force Study, 2003（http://www.gfhc.org/iniBackPain.html）.
〔19〕 Bacon CG. et al, Sexual Function in Men Older Than 50 Years of Age: Results from the Health Professionals Follow-up Study, *Ann Intern Med*, 139, p161-168, 2003.
〔20〕 Balague F. et al, Non-specific Low Back Pain in Children and Adolescents: Risk Factors, *Eur Spine J*, 8, p429-438, 1999.
〔21〕 Barnett AG. et al, Effect of UK National Guidelines on Services to Treat Patients with Acute Low Back Pain: Follow Up Questionnaire Survey, *BMJ*, 318, p919-920, 1999.
〔22〕 Bartholomew JB. et al, Effects of Acute Exercise on Mood and Well-Being in Patients with Major Depressive Disorder, *Med Sci Sports Exerc*, 37, p2032-2037, 2005.
〔23〕 Battie MC. et al, 1995 Volvo Award in Clinical Sciences. Determinants of Lumbar Disc Degeneration. A Study Relating Lifetime Exposures and Magnetic Resonance Imaging Findings in Identical Twins, *Spine*, 20, p2601-2612, 1995.
〔24〕 Bendix AE. et al, A Prospective, Randomized 5-Year Follow-up Study of Functional Restoration in Chronic Low Back Pain Patients, *Eur Spine J*, 7, p111-119, 1998.
〔25〕 Bendix AF. et al, Active Treatment Programs for Patients with Chronic Low Back Pain: A Prospective, Randomized, Observer-Blinded Study, *Eur Spine J*, 4, p148-152, 1995.
〔26〕 Benoist M, The Natural History of Lumbar Degenerative Spinal Stenosis, *Joint Bone Spine*, 69, p450-457, 2002.
〔27〕 Berrington de González A & Darby S, Risk of Cancer from Diagnostic X-Rays: Estimates for the UK and 14 Other Countries, *Lancet*, 363, p345-351, 2004.

〔28〕 Bigos SJ. et al, The Value of Preemployment Roentgenographs for Predicting Acute Back Injury Claims and Chronic Back Pain Disability, *Clin Orthop*, 283, p124-129, 1992.

〔29〕 Birrell F. et al, Health Impact of Pain in the Hip Region With and Without Radiographic Evidence of Osteoarthritis: A Study of New Attenders to Primary Care, *Ann Rheum Dis*, 59, p857-863, 2000.

〔30〕 Blumenthal JA. et al, Effects of Exercise and Stress Management Training on Markers of Cardiovascular Risk in Patients with Ischemic Heart Disease: A Randomized Controlled Trial, *JAMA*, 293, p1626-1634, 2005.

〔31〕 Blyth FM. et al, Self-Management of Chronic pain: A Population-Based Study, *Pain*, 113, p285-292, 2005.

〔32〕 Boden SD. et al, Abnormal Magnetic-Resonance Scans of the Lumbar Spine in Asymptomatic Subjects: A Prospective Investigation, *J Bone Joint Surg Am*, 72, p403-408, 1990.

〔33〕 Bogduk N, What's in A Name ? The Labelling of Back Pain, *Med J Aust*, 173, p400-401, 2000.

〔34〕 Bogduk N, Management of Chronic Low Back Pain, *Med J Aust*, 180, p79-83, 2004.

〔35〕 Bonevski B.et al, An Analysis of News Media Coverage of Complementary and Alternative Medicine, 2008 (http://www.plosone.org:80/article/info:doi/10.1371/journal.pone.0002406) .

〔36〕 Bono CM & Lee CK, Critical Analysis of Trends in Fusion for Degenerative Disc Disease Over the Past 20 Years: Influence of Technique on Fusion Rate and Clinical Outcome, *Spine*, 29, p455-463, 2004.

〔37〕 Boos N. et al, 1995 Volvo Award in Clinical Sciences. The Diagnostic Accuracy of Magnetic Resonance Imaging, Work Perception, and Psychosocial Factors in Identifying Symptomatic Disc Herniations, *Spine*, 20, p2613-2625, 1995.

〔38〕 Boos N. et al, Tissue Characterization of Symptomatic and Asymptomatic Disc Herniations by Quantitative Magnetic Resonance Imaging, *J Orthop Res*, 15, p141-149, 1997.

〔39〕 Boos N & Lander PH, Clinical Efficacy of Imaging Modalities in the Diagnosis of Low-Back Pain Disorders, *Eur Spine J*, 5, p2-22, 1996.

〔40〕 Boos N. et al, Classification of Age-Related Changes in Lumbar Intervertebral Discs: 2002 Volvo Award in Basic Science, *Spine*, 27, p2632-2644, 2002.

〔41〕 Borkan J. et al, Guidelines for Treating Low Back Pain in Primary Care. The Israeli Low Back Pain Guideline Group, *Harefuah*, 130, p145-151, 1996.

〔42〕 Brenner DJ & Hall EJ, Computed Tomography — An Increasing Source of

Radiation Exposure, *N Engl J Med*, 357, p2277-2284, 2007.
〔43〕 Bronfort G. et al, Trunk Exercise Combined with Spinal Manipulative or NSAID Therapy for Chronic Low Back Pain: A Randomized, Observer-Blinded Clinical Trial. *J Manipulative Physiol Ther*, 19 (9) : 570-82, 1996.
〔44〕 Brox JI. et al, Randomized Clinical Trial of Lumbar Instrumented Fusion and Cognitive Intervention and Exercises in Patients with Chronic Low Back Pain and Disc Degeneration, *Spine*, 28, p1913-1921, 2003.
〔45〕 Bruce B. et al, Aerobic Exercise and Its Impact on Musculoskeletal Pain in Older Adults: A 14 year Prospective, Longitudinal Study, *Arthritis Res Ther*, 7, R1263-1270, 2005.
〔46〕 Buchbinder R. et al, 2001 Volvo Award Winner in Clinical Studies: Effects of a Media Campaign on Back Pain Beliefs and Its Potential Influence on Management of Low Back Pain in General Practice, *Spine*, 26, p2535-2542, 2001.
〔47〕 Buchbinder R. et al, Population Based Intervention to Change Back Pain Beliefs and Disability: Three Part Evaluation, *BMJ*, 322, p1516-1520, 2001.
〔48〕 Buchbinder R & Jolley D, Improvements in General Practitioner Beliefs and Stated Management of Back Pain Persist 4.5 Years After the Cessation of a Public Health Media campaign, *Spine*, 32, pE156-162, 2007.
〔49〕 Buchbinder R. et al, Understanding the Characteristics of Effective Mass Media Campaigns for Back Pain and Methodological Challenges in Evaluating Their Effects, *Spine*, 33, p74-80, 2008.
〔50〕 Burton AK, et al, The Natural History of Low Back Pain in Adolescents, *Spine*, 21, p2323-2328, 1996.
〔51〕 Burton AK. et al, Patient Educational Material in the Management of Low Back Pain in Primary Care, *Bull Hosp Jt Dis*, 55, p138-141, 1996.
〔52〕 Burton AK & Erg E, Back Injury and Work Loss: Biomechanical and Psychosocial Influences, *Spine*, 22, p2575-2580, 1997.
〔53〕 Burton AK. et al, Information and Advice to Patients with Back Pain can have a Positive Effect: A Randomized Controlled Trial of a Novel Educational Booklet in Primary Care, *Spine*, 24, p2484-2491, 1999.
〔54〕 Buswell J, Low Back Pain: A Comparison of Two Treatment Programmes, *NZ J Physiotherapy*, 10, p13-17, 1982.
〔55〕 Buttermann GR, Treatment of Lumbar Disc Herniation: Epidural Steroid Injection Compared with Discectomy, A Prospective, Randomized Study, *J Bone Joint Surg Am*, 86, p670-679. 2004.
〔56〕 バーンズ, デビッド『いやな気分よ、さようなら』野村総一郎他訳、星和書店、2004年。
〔57〕 Carey TS. et al, Acute severe Low Back Pain. A Population-Based Study of

Prevalence and Care-Seeking, *Spine*, 21, p339-344, 1996.
〔58〕 Carnethon MR. et al, Cardiorespiratory Fitness in Young Adulthood and the Development of Cardiovascular Disease Risk Factors, *JAMA*, 290, p3092-3100, 2003.
〔59〕 Carragee EJ. et al, Can Discography Cause Long-Term Back Symptoms in Previously Asymptomatic Subjects ?, *Spine*, 25, p1803-1808, 2000.
〔60〕 Carragee EJ. et al, Prospective Controlled Study of the Development of Lower Back Pain in Previously Asymptomatic Subjects Undergoing Experimental Discography, *Spine*, 29, p1112-1117, 2004.
〔61〕 Carragee EJ. et al, Discographic, MRI and Psychosocial Determinants of Low Back Pain Disability and Remission: A Prospective Study in Subjects with Benign Persistent Back Pain, *Spine J*, 5, p24-35, 2005.
〔62〕 Carragee E, Surgical Treatment of Lumbar Disk Disorders, *JAMA*, 296, p2485-2487, 2006.
〔63〕 Carragee E. et al, Does Minor Trauma Cause Serious Low Back Illness ?, *Spine*, 31, p2942-2949, 2006.
〔64〕 Chakravarty EF. et al, Reduced Disability and Mortality Among Aging Runners: A 21-year Longitudinal Study, *Arch Intern Med*, 168, p1638-1646, 2008.
〔65〕 Cherkas LF, et al, The Association Between Physical Activity in Leisure Time and Leukocyte Telomere Length, *Arch Intern Med*, 168, p154-158, 2008.
〔66〕 Cherkin DC. et al, An International Comparison of Back Surgery Rates, *Spine*,19, p1201-1206, 1994.
〔67〕 Cherkin DC. et al, A Comparison of Physical Therapy, Chiropractic Manipulation, and Provision of an Educational Booklet for the Treatment of Patients with Low Back Pain, *N Engl J Med*, 339, p1021-1029, 1998.
〔68〕 Chou R. et al, Diagnosis and Treatment of Low Back Pain: A Joint Clinical Practice Guideline from the American College of Physicians and the American Pain Society, *Ann Intern Med*, 147, p478-491, 2007.
〔69〕 Chou R. et al, Medications for Acute and Chronic Low Back Pain: A Review of the Evidence for an American Pain Society / American College of Physicians Clinical Practice Guideline, *Ann Intern Med*, 147, p505-514, 2007.
〔70〕 Chou R. et al, Nonpharmacologic Therapies for Acute and Chronic Low Back Pain: A Review of the Evidence for an American Pain Society / American College of Physicians Clinical Practice Guideline, *Ann Intern Med*, 147, p492-504, 2007.
〔71〕 Chou R. et al, Imaging Strategies for Low-back Pain: Systematic Review and Meta-analysis, *Lancet*, 373, p463-472, 2009.
〔72〕 Chrobok J. et al, Selection of Surgical Procedures for Treatment of Failed

Back Surgery Syndrome（FBSS）, *Chir Narzadow Ruchu Ortop Pol*, 70, p147-153, 2005.
〔73〕 Ciol MA. et al, An assessment of Surgery for Spinal Stenosis: Time Trends, Geographic Variations, Complications, and Peoperations, *J Am Geriatr Soc*, 44, p285-290, 1996.
〔74〕 Clarke JA. et al, Traction for Low-back Pain with or without Sciatica, *Cochrane Database Syst Rev*, Issue 2, 2007.
〔75〕 Clinicians for the Restoration of Autonomous Practice（CRAP）Writing Group, EBM: Unmasking the Ugly Truth, *BMJ*, 325, p1496-1498, 2002.
〔76〕 Cole DC. et al, Listening to Injured Workers: How Recovery Expectations Predict Outcomes-A Prospective Study, *CMAJ*, 166, p749-754, 2002.
〔77〕 チャーマーズ，イアイン&アルトマン，ダグラス『システマティック・レビュー』津谷喜一郎他訳、サイエンティスト社、2000年。
〔78〕 Dagenais S. et al, Prolotherapy Injections for Chronic Low-back Pain, *Cochrane Database Syst Rev*, Issue 2, 2007.
〔79〕 Dallal CM. et al, Long-Term Recreational Physical Activity and Risk of Invasive and in Situ Breast Cancer: The California Teachers Study, *Arch Intern Med*, 167, p408-4015, 2007.
〔80〕 Daltroy LH. et al, A Controlled Trial of An Educational Program to Prevent Low Back Injuries, *N Engl J Med*, 337, p322-328, 1997.
〔81〕 Damush TM. et al, The Long-term Effects of a Self-management Program for Inner-city Primary Care Patients with Acute Low Back Pain, *Arch Intern Med*, 163, p2632-2638, 2003.
〔82〕 Danish Institute for Health Technology Assessment, *Low Back Pain. Frequency, Management and Prevention from An HTA Perspective*, Danish Health Technology Assessment, 1999.
〔83〕 Davis KG. et al, The Impact of Mental Processing and Pacing on Spine Loading: 2002 Volvo Award in Biomechanics, *Spine*, 27, p2645-2653, 2002.
〔84〕 Deshpande A. et al, Opioids for Chronic Low-Back Pain, *Cochrane Database Syst Rev*, Issue 3, 2007.
〔85〕 Deyo RA. et al, How Many Days of Bed Rest for Acute Low Back Pain ? A Randomized Clinical Trial, *N Engl J Med*, 315, p1064-1070, 1986.
〔86〕 Deyo RA & Tsui-Wu YJ, Descriptive Epidemiology of Low-Back Pain and Its Related Medical Care in the United States, *Spine*, 12, p264-268, 1987.
〔87〕 Deyo RA, Measuring the Functional Status of Patients with Low Back Pain, *Arch Phys Med Rehabil*, 69, p1044-53, 1988.
〔88〕 Deyo RA. et al, A Controlled Trial of Transcutaneous Electrical Nerve Stimulation（TENS）and Exercise for Chronic Low Back Pain, *N Engl J Med*,

322, p1627-1634, 1990.
〔89〕 Deyo RA. et al, What Can the History and Physical Examination Tell Us About Low Back Pain ?, *JAMA*, 268, p760-765, 1992.
〔90〕 Deyo RA. et al, Continuous Quality Improvement for Patients with Back Pain, *J Gen Intern Med*, 15, p647-655, 2000.
〔91〕 Deyo RA. et al, Spinal-Fusion Surgery - The Case for Restraint, *N Engl J Med*, 350, p722-726, 2004.
〔92〕 Deyo RA, Back Surgery - Who Needs It ?, *N Engl J Med*, 356, p2239-2243, 2007.
〔93〕 Donnelly JE. et al, American College of Sports Medicine Position Stand. Appropriate Physical Activity Intervention Strategies for Weight Loss and Prevention of Weight Regain for Adults, *Med Sci Sports Exerc*, 41, p459-471, 2009..
〔94〕 Dunn AL. et al, Exercise Treatment for Depression: Efficacy and Dose Response, *Am J Prev Med*, 28, p1-8, 2005.
〔95〕 EVIDENCE-BASED MEDICINE (http://cortex.med.nihon-u.ac.jp/department/public_health/ebm/index.html) .
〔96〕 Eisenberg DM. et al, Unconventional Medicine in the United States. Prevalence, Costs, and Patterns of Use, *N Engl J Med*, 328, p246-252, 1993.
〔97〕 Eisenberg DM. et al, Trends in Alternative Medicine Use in the United States, 1990-1997: Results of a Follow-up National Survey, *JAMA*, 280, 1569-1575, 1998.
〔98〕 Ekman P. et al, The Long-Term Effect of Posterolateral Fusion in Adult Isthmic Spondylolisthesis: A Randomized Controlled Study, *Spine J*, 5, p36-44, 2005.
〔99〕 Elavsky S & McAuley E, Physical Activity and Mental Health Outcomes During Menopause: A Randomized Controlled Trial, *Ann Behav Med*, 33, p132-142, 2007.
〔100〕 Elfering A. et al, Risk Factors for Lumbar Disc Degeneration: A 5-Year Prospective MRI Study in Asymptomatic Individuals, *Spine*, 27, p125-134, 2002.
〔101〕 Emery CF. et al, Exercise Accelerates Wound Healing Among Healthy Older Adults: a Preliminary Investigation, *J Gerontol A Biol Sci Med Sci*, 60, p1432-1436, 2005.
〔102〕 Engers A. et al, Individual Patient Education for Low Back Pain, *Cochrane Database Syst Rev*, Issue 1, 2008.
〔103〕 European Guidelines for the Management of Acute Nonspecific Low Back Pain in Primary Care, 2004 (http://www.backpaineurope.org/web/files/WG1_Guidelines.pdf) .

〔104〕 European Guidelines for the Management of Chronic Non-specific Low Back Pain, 2004（http://www.backpaineurope.org/web/files/WG2_Guidelines.pdf）.

〔105〕 European Guidelines for Prevention in Low Back Pain, 2004（http://www.backpaineurope.org/web/files/WG3_Guidelines.pdf）.

〔106〕 Evidence-Based Medicine Working Group, Evidence-Based Medicine: A New Approach to Teaching the Practice of Medicine, *JAMA*, 268, p2420-2425, 1992.

〔107〕 Eysenbach G. et al, Empirical Studies Assessing the Quality of Health Information for Consumers on the World Wide Web: A Systematic Review, *JAMA*, 287, p2691-2700, 2002.

〔108〕 FDA, Whole Body Scanning Using CT, 2005（http://www.fda.gov/cdrh/ct/).

〔109〕 FDA, What are the Radiation Risks from CT ?, 2008（http://www.fda.gov/cdrh/ct/risks.html）.

〔110〕 Faas A, Exercises: Which Ones are Worth Trying, for Which Patients, and When ?, *Spine*, 21, 2874-2878, 1996.

〔111〕 Faas A. et al, Clinical Practice Guidelines for Low Back Pain, *Huisarts Wet*, 39, p18-31, 1996.

〔112〕 Fairbank J. et al, Randomised Controlled Trial to Compare Surgical Stabilisation of the Lumbar Spine with an Intensive Rehabilitation Programme for Patients with Chronic Low Back Pain: The MRC Spine Stabilisation Trial, *BMJ*, 330, p1233-1238, 2005.

〔113〕 Feldman JB, The Prevention of Occupational Low Back Pain Disability: Evidence-Based Reviews Point in A New Direction, *J Surg Orthop Adv*, 13, p1-14, 2004.

〔114〕 Felson DT. et al, Effect of Recreational Physical Activities on the Development of Knee Osteoarthritis in Older Adults of Different Weights: The Framingham Study, *Arthritis Rheum*, 57, p6-12, 2007.

〔115〕 Foley A. et al, Does Hydrotherapy Improve Strength and Physical Function in Patients with Osteoarthritis - A Randomised Controlled Trial Comparing A Gym Based and A Hydrotherapy Based Strengthening Programme, *Ann Rheum Dis*, 62, p1162-1167, 2003.

〔116〕 Franklin GM. et al, Outcome of lumbar fusion in Washington State workers' compensation, *Spine*, 19, p1897-1903, 1994.

〔117〕 Fransen M. et al, Risk Factors Associated with the Transition from Acute to Chronic Occupational Back Pain, *Spine*, 27, p92-98, 2002.

〔118〕 French SD. et al, Superficial Heat or Cold for Low Back Pain, *Cochrane Database Syst Rev*, Issue 1, 2006.

〔119〕 Friedenreich CM. et al, Relation Between Intensity of Physical Activity and Breast Cancer Risk Reduction, *Med Sci Sports Exerc*, 33, p1538-1545, 2001.

〔120〕Friedrich M. et al, Combined Exercise and Motivation Program: Effect on the Compliance and Level of Disability of Patients with Chronic Low Back Pain: A Randomized Controlled Trial, *Arch Phys Med Rehabil*, 79, p475-487, 1998.

〔121〕Fritsch EW. et al, The Failed Back Surgery Syndrome: Reasons, Intraoperative Findings, and Long-Term Results: A Report of 182 Operative Treatments, *Spine*, 21, p626-633, 1996.

〔122〕Fritzell P. et al, 2001 Volvo Award Winner in Clinical Studies: Lumbar Fusion Versus Nonsurgical Treatment for Chronic Low Back Pain: A Multicenter Randomized Controlled Trial from the Swedish Lumbar Spine Study Group, *Spine*, 26, p2521-2532, 2001.

〔123〕Frost H. et al, Randomised Controlled Trial for Evaluation of Fitness Programme for Patients with Chronic Low Back Pain, *BMJ*, 310, p151-154, 1995.

〔124〕Frost H. et al, A Fitness Programme for Patients with Chronic Low Back Pain: 2-Year Follow-up of A Randomized Controlled Trial, *Pain*, 75, p273-279, 1998.

〔125〕Frymoyer JW, Back Pain and Sciatica, *N Engl J Med*, 318, p291-300, 1988.

〔126〕Fullenlove TM & Williams AJ, Comparative Roentgen Findings in Symptomatic and A symptomatic Backs, *Radiology*, 68, p 572-574, 1957.

〔127〕Furlan AD. et al, Acupuncture and Dry-needling for Low Back Pain, *Cochrane Database Syst Rev*, Issue 1, 2005.

〔128〕Furlan AD. et al, Massage for Low-back Pain. *Cochrane Database Syst Rev*, Issue 4, 2008.

〔129〕Gagnier JJ. et al, Herbal Medicine for Low Back Pain, *Cochrane Database Syst Rev*, Issue 2, 2006.

〔130〕Gibson JN. et al, The Cochrane Review of Surgery for Lumbar Disc Prolapse and Degenerative Lumbar Spondylosis, *Spine*, 24, p1820-1832, 1999.

〔131〕Gibson JNA & Waddell G, Surgery for Degenerative Lumbar Spondylosis, *Cochrane Database Syst Rev*, Issue 4, 2005.

〔132〕Gibson JNA & Waddell G, Surgical Interventions for Lumbar Disc Prolapse, *Cochrane Database Syst Rev*, Issue 2, 2007.

〔133〕Gilbert FJ. et al, Low Back Pain: Influence of Early MR Imaging or CT on Treatment and Outcome - Multicenter Randomized Trial, *Radiology*, 231, p343-351, 2004.

〔134〕Gregg EW. et al, Relationship of Changes in Physical Activity and Mortality Among Older Women, *JAMA*, 289, p2379-2386, 2003.

〔135〕Guyatt GH, Evidence-Based Medicine, *ACP J Club*, A-16, p114, 1991.

〔136〕グリーンハル，トリシャ＆ハーウィッツ，ブライアン『ナラティブ・ベイスト・メディスン』斎藤清二他訳、金剛出版、2001 年。

〔137〕 Haake M. et al, German Acupuncture Trials (GERAC) for Chronic Low Back Pain: Randomized, Multicenter, Blinded, Parallel-group Trial with 3 Groups, *Arch Intern Med*, 167, p1892-1898, 2007.
〔138〕 Hadler NM, Back Pain in The Workplace: What You Lift or How You Lift Matters Far Less Than Whether You Lift or When, *Spine*, 22, 935-940, 1997.
〔139〕 Hadler NM & Carey TS, Back Belts in the Workplace, *JAMA*, 284, p2727-2732, 2000.
〔140〕 Hadler NM, MRI for Regional Back Pain: Need for Less Imaging, Better Understanding, *JAMA*, 289, p2863-2865, 2003.
〔141〕 Hagen EM. et al, Does Early Intervention with a Light Mobilization Program Reduce Long-Term Sick Leave for Low Back Pain ?, *Spine*, 25, p1973-1976, 2000.
〔142〕 Hagen KB. et al, Bed Rest for Acute Low-back Pain and Sciatica, *Cochrane Database Syst Rev*, Issue 4, 2004.
〔143〕 Hagen KB. et al, The Updated Cochrane Review of Bed Rest for Low Back Pain and Sciatica, *Spine*, 30, p542-546, 2005.
〔144〕 Hall FM, Back Pain and the Radiologist, *Radiology*, 37, p861-863, 1980.
〔145〕 Hall H. et al, Spontaneous Onset of Back Pain, *Clin J Pain*, 14, p129-133, 1998.
〔146〕 Hansen FR. et al, Intensive, Dynamic Back-Muscle Exercises, Conventional Physiotherapy, or Placebo-Control Treatment of Low-Back Pain. A Randomized, Observer-Blind Trial, *Spine*, 18, p98-108, 1993.
〔147〕 Hansson TJ. et al, The Lumbar Lordosis in Acute and Chronic Low-Back Pain, Spine, 10, p154-155, 1985.
〔148〕 Hayden JA. et al, Exercise Therapy for Treatment of Non-specific Low Back Pain, *Cochrane Database Syst Rev*, Issue 3, 2005.
〔149〕 Haynes RB. et al, Physicians' and Patients' Choices in Evidence Based Practice, *BMJ*, 324, p1350, 2002.
〔150〕 Helliwell PS & Taylor WJ, Repetitive Strain Injury, *Postgrad Med J*, 80, p438-443, 2004.
〔151〕 Hemmila HM. et al, Does Folk Medicine Work ? A Randomized Clinical Trial on Patients with Prolonged Back Pain, *Arch Phys Med Rehabil*, 78, p571-577, 1997.
〔152〕 Hemmila HM. et al, Longterm Effectiveness of Bone-Setting, Light Exercise Therapy, and Physiotherapy for Prolonged Back Pain: A Randomized Controlled Trial, *J Manipulative Physiol Ther*, 25, p99-104, 2002.
〔153〕 Hestbaek L. et al, Low Back Pain: What is the Long-Term Course ? A Review of Studies of General Patient Populations, *Eur Spine J*, 12, p149-165, 2003.
〔154〕 Heymans MW. et al, Back Schools for Non-specific Low-back Pain, *Cochrane*

Database Syst Rev, Issue 4, 2004.

〔155〕Heymans MW. et al, The Effectiveness of High-Intensity versus Low-Intensity Back Schools in an Occupational Setting: A Pragmatic Randomized Controlled Trial, *Spine*, 31, p1075-1082, 2006.

〔156〕Hilde G & Bo K, Effect of Exercise in the Treatment of Chronic Back Pain: A Systematic Review, Emphasising Type and Dose of Exercise, *Physical Therapy Reviews*, 3, p107-117, 1998.

〔157〕Hilde G. et al, Advice to Stay Active as a Single Treatment for Low Back Pain and Sciatica, *Cochrane Database Syst Rev*, Issue 3, 2005.

〔158〕Hoffman RM. et al, Surgery for Herniated Lumbar Discs: A Literature Synthesis, *J Gen Intern Med*, 8, p487-496, 1993.

〔159〕Hoffman BM. et al, Meta-analysis of Psychological Interventions for Chronic Low Back Pain, *Health Psychology*, 26, p1-9, 2006.

〔160〕Hoffman BM. et al, Meta-analysis of Psychological Interventions for Chronic Low Back Pain, *Health Psychology*, 26, p1-9, 2007.

〔161〕Hofstee DJ. et al, Westeinde Sciatica Trial: Randomized Controlled Study of Bed Rest and Physiotherapy for Acute Sciatica, *J Neurosurg*, 96（Suppl）, p45-49, 2002.

〔162〕Holmes MD. et al, Physical Activity and Survival After Breast Cancer Diagnosis, *JAMA*, 293, p2479-2486, 2005.

〔163〕Holmes TH. et al, The Social Readjustment Rating Scale, *J Psychosomatic Res*, 11, p213-218, 1967.

〔164〕Hoogendoorn WE. et al, Systemic Review of Psychosocial Factors at Work and Private Life as Risk Factors for Back Pain, *Spine*, 25, p2114-2125, 2000.

〔165〕Hu G. et al, Leisure Time, Occupational, and Commuting Physical Activity and the Risk of Stroke, *Stroke*, 36, p1994-1999, 2005.

〔166〕Hunt DG. et al, Are Components of A Comprehensive Medical Assessment Predictive of Work Disability After An Episode of Occupational Low Back Trouble ?, *Spine*, 27, p2715-2719, 2002.

〔167〕Hunter J, Medical History and Chronic Pain, *Clin J Pain*, 17（Suppl）, p20-25, 2001.

〔168〕長谷川淳史『腰痛は〈怒り〉である』春秋社、2000年。

〔169〕長谷川淳史『腰痛は〈怒り〉である・ＣＤ付』春秋社、2002年。

〔170〕長谷川淳史『腰痛は終わる！』ＷＡＶＥ出版、2004年。

〔171〕福井次矢『ＥＢＭ実践ガイド』医学書院、1999年。

〔172〕Indahl A. et al, Good Prognosis for Low Back Pain When Lift Unhampered：A Randomized Clinical Trial, *Spine*, 20, p473-477, 1995.

〔173〕Irwin ML. et al, Influence of Pre and Postdiagnosis Physical Activity on

Mortality in Breast Cancer Survivors: The Health, Eating, Activity, and Lifestyle Study, *J Clin Oncol*, 26, p3958-3964, 2008.
〔174〕Ishikawa-Takata K. et al, How Much Exercise is Required to Reduce Blood Pressure in Essential Hypertensives: A Dose-response Study, *Am J Hypertens*, 16, p629-633, 2003.
〔175〕Ito T. et al, Types of Lumbar Herniated Disc and Clinical Course, *Spine*, 26, p648-651, 2001.
〔176〕Jakicic JM. et al, Effect of Exercise Duration and Intensity on Weight Loss in Overweight, Sedentary Women: A Randomized Trial, *JAMA*, 290, p1323-1330, 2003.
〔177〕Jarvik JG & Deyo RA, Diagnostic Evaluation of Low Back Pain with Emphasis on Imaging, *Ann Intern Med*, 137, p586-597, 2002.
〔178〕Jarvik JG. et al, Rapid magnetic Resonance Imaging vs Radiographs for Patients with Low Back Pain: A Randomized Controlled Trial, *JAMA*, 289, p2810-2818, 2003.
〔179〕Jensen MC. et al, Magnetic Resonance Imaging of the Lumbar Spine in People Without Back Pain, *N Engl J Med*, 331, p69-73, 1994.
〔180〕Johnson JL. et al, Exercise Training Amount and Intensity Effects on Metabolic Syndrome（from Studies of a Targeted Risk Reduction Intervention through Defined Exercise）, *Am J Cardiol*, 100, p1759-1766, 2007.
〔181〕Jon-Kar Zubieta. et al, Neurobiological Mechanisms of the Placebo Effect, *J Neurosci*, 25, p10390-10402, 2005.
〔182〕Jousset N. et al, Effects of Functional Restoration Versus 3 Hours Per Week Physical Therapy: A Randomized Controlled Study, *Spine*, 29, p487-493, 2004.
〔183〕ジャックソン，アダム『ＴＡＯのセラピー』春秋社、2008。
〔184〕Kalauokalani D. et al, Lessons from A Trial of Acupuncture and Massage for Low Back Pain: Patient Expectations and Treatment Effects, *Spine*, 26, p1418-1424, 2001.
〔185〕Karjalainen K. et al, Multidisciplinary Biopsychosocial Rehabilitation for Subacute Low-back Pain Among Working Age Adults, *Cochrane Database Syst Rev*, Issue 2, 2003.
〔186〕Katz JN, et al, Seven- to 10-year Outcome of Decompressive Surgery for Degenerative Lumbar Spinal Stenosis, *Spine*, 21, p92-98, 1996.
〔187〕Keller RB. et al, Relationship Between Rates and Outcomes of Operative Treatment for Lumbar Disc Herniation and Spinal Stenosis, *J Bone Joint Surg Am*, 81, p752-762, 1999.
〔188〕Kendrick D. et al, Radiography of the Lumbar Spine in Primary Care Patients with Low Back Pain: Randomized Controlled Trial, *BMJ*, 322, p400-405,

2001.
〔189〕 Khadilkar A. et al, Transcutaneous Electrical Nerve Stimulation (TENS) versus Placebo for Chronic Low-back Pain, *Cochrane Database Syst Rev*, Issue 4, 2008.
〔190〕 Kivimäki M. et al, Organisational Downsizing and Musculoskeletal Problems in Employees: A Prospective Study, *Occup Environ Med*, 58, p811-817, 2001.
〔191〕 Kivimaki M. et al, Optimism and Pessimism as Predictors of Change in Health After Death or Onset of Severe Illness in Family, *Health Psychology*, 24, p413-421, 2005.
〔192〕 Koes BW. et al, Physiotherapy Exercises and Back Pain: A Blinded Review, *BMJ*, 302, p1572-1576, 1991.
〔193〕 Koes BW. et al, Randomised Clinical Trial of Manipulative Therapy and Physiotherapy for Persistent Back and Neck Complaints: Results of One Year Follow Up, *BMJ*, 304, p601-605, 1992.
〔194〕 Koes BW. et al, The Effectiveness of Manual therapy, Physiotherapy, and Treatment by the General Practitioner for Nonspecific Back and Neck Complaints: A randomized Clinical Trial, *Spine*, 17, p28-35, 1992.
〔195〕 Koes BW & van den Hoogen HMM, Efficacy of Bed Rest and Orthoses of Low Back Pain. A Review of Randomized Clinical Trials, *Eur J Phys Med Rehabil*, 4, p86-93, 1994.
〔196〕 Koes BW. et al, Efficacy of Epidural Steroid Injections for Low-Back Pain and Sciatica: A Systematic Review of Randomized Clinical Trials, *Pain*, 63, p279-288, 1995.
〔197〕 Koes BW. et al, Spinal Manipulation for Low Back Pain. An Updated Systematic Review of Randomized Clinical Trials. *Spine*, 21, p2860-2871, 1996.
〔198〕 Koes BW. et al, Clinical Guidelines for the Management of Low Back Pain in Primary Care: An International Comparison, *Spine*, 26, p2504-2513, 2001.
〔199〕 Koes BW, Surgery Versus Intensive Rehabilitation Programmes for Chronic Low Back Pain, *BMJ*, 330, p1220-1221, 2005.
〔200〕 Kokkinos P. et al, Exercise Capacity and Mortality in Black and White Men, *Circulation*, 117, p614-622, 2008.
〔201〕 Kole-Snijders AM. et al, Chronic Low-back Pain: What Does Cognitive Coping Skills Training Add to Operant Behavioral Treatment ? Results of a Randomized Clinical Trial, *J Consult Clin Psychol*, 67, p931-944, 1999.
〔202〕 Kool J. et al, Exercise Reduces Sick Leave in Patients with Non-Acute Non-Specific Low Back Pain: A Meta-Analysis, *J Rehabil Med*, 36, p49-62, 2004.
〔203〕 Kortebein P. et al, Effect of 10 Days of Bed Rest on Skeletal Muscle in Healthy Older Adults, *JAMA*, 297, p1772-1774, 2007.

〔204〕 Kutner JS. et al, Massage Therapy versus Simple Touch to Improve Pain and Mood in Patients with Advanced Cancer: A Randomized Trial, *Ann Intern Med*, 149, p369-379, 2008.
〔205〕 蒲原聖可『代替医療』中央公論新社、2002 年。
〔206〕 菊地臣一『腰痛をめぐる常識の嘘』金原出版、1994 年。
〔207〕 菊地臣一編『急性腰痛の最新治療』医薬ジャーナル社、1997 年。
〔208〕 菊地臣一『続・腰痛をめぐる常識のウソ』金原出版、1998 年。
〔209〕 菊地臣一『腰痛』医学書院、2003 年。
〔210〕 菊地臣一『名医に学ぶ腰痛診療のコツ』永井書店、2006 年。
〔211〕 厚生科研ＥＢＭ福井班ホームページ（http://plaza.umin.ac.jp/~ebmedu/）。
〔212〕 厚生統計協会編『国民衛生の動向・厚生の指標』厚生統計協会、1987 年。
〔213〕 厚生統計協会編『国民衛生の動向・厚生の指標』厚生統計協会、1990 年。
〔214〕 厚生統計協会編『国民衛生の動向・厚生の指標』厚生統計協会、1993 年。
〔215〕 厚生統計協会編『国民衛生の動向・厚生の指標』厚生統計協会、1996 年。
〔216〕 厚生統計協会編『国民衛生の動向・厚生の指標』厚生統計協会、1999 年。
〔217〕 厚生統計協会編『国民衛生の動向・厚生の指標』厚生統計協会、2002 年。
〔218〕 厚生統計協会編『国民衛生の動向・厚生の指標』厚生統計協会、2005 年。
〔219〕 厚生労働省、平成 19 年国民生活基礎調査の概況、2008 年（http://www.mhlw.go.jp/toukei/saikin/hw/k-tyosa/k-tyosa07/index.html）。
〔220〕 今裕編『ヒポクラテス全集』名著刊行会、1978 年。
〔221〕 Larson EB. et al, Exercise is Associated with Reduced Risk for Incident Dementia Among Persons 65 Years of Age and Older, *Ann Intern Med*, 144, p73-81, 2006.
〔222〕 Lautenschlager NT. et al, Effect of Physical Activity on Cognitive Function in Older Adults at Risk for Alzheimer Disease: A Randomized Trial, *JAMA*, 300, p1027-1037, 2008.
〔223〕 Levangie PK, The Association Between Static Pelvic Asymmetry and Low Back Pain, *Spine*, 24, p1234-1242, 1999.
〔224〕 Levy RL. et al, The Association of Gastrointestinal Symptoms with Weight, Diet, and Exercise in Weight-Loss Program Participants, *Clin Gastroenterol Hepatol*, 3, p992-996, 2005.
〔225〕 Li G. et al, The Long-term Effect of Lifestyle Interventions to Prevent Diabetes in the China Da Qing Diabetes Prevention Study: A 20-year Follow-up study, *Lancet*, 371, p1783-1789, 2008.
〔226〕 Li L. et al, Surfing for Back Pain Patients: The Nature and Quality of Back Pain Information on the Internet, *Spine*, 26, p545-557, 2001.
〔227〕 Libson E. et al, Oblique Lumbar Spine Radiographs: Importance in Young Patients, *Radiology*, 151, p89-90, 1984.

〔228〕 Liddle SD. et al, Exercise and Chronic Low Back Pain: What Works ?, *Pain*, 107, p176-190, 2004.

〔229〕 Lindstrom I, et al, Mobility, Strength, and Fitness After A Graded Activity Program for Patients with Subacute Low Back Pain. A Randomized Prospective Clinical Study with A Behavioral Therapy Approach, *Spine*, 17, p641-652, 1992.

〔230〕 Lindstrom I. et al, The Effect of Graded Activity on Patients with Subacute Low Back Pain: A Randomized Prospective Clinical Study with an Operant-conditioning Behavioral Approach, *Phys Ther*, 72, p279-290, 1992.

〔231〕 Linton SJ, A Review of Psychological Risk Factors in Back and Neck Pain, *Spine*, 25, p1148-1156, 2000.

〔232〕 Lloyd T. et al, Lifestyle Factors and the Development of Bone Mass and Bone Strength in Young Women, *J Pediatr*, 144, p776-782, 2004.

〔233〕 Luo X, et al, Estimates and Patterns of Direct Health Care Expenditures Among Individuals with Back Pain in the United States, *Spine*, 29, p79-86, 2004.

〔234〕 Maghout Juratli S. et al, Lumbar Fusion Outcomes in Washington State Workers' Compensation, *Spine*, 31, p2715-2723, 2006.

〔235〕 Maher C. et al, Prescription of activity for low back pain: What works ?, *Aust J Physiother*, 45, p121-132, 1999.

〔236〕 Main CJ & Williams AC, ABC of psychological medicine: Musculoskeletal Pain, *BMJ*, 325, p534-537, 2002.

〔237〕 Malmivaara A. et al, The Treatment of Acute Low Back Pain - Bed Rest, Exercises, or Ordinary Activity ?, *N Engl J Med*, 332, p351-355, 1995.

〔238〕 Malmivaara A. et al, Clinical Practice Guidelines: *Diseases of the Low Back*, The Finnish Medical Association Duodecim, 1999.

〔239〕 Manini TM. et al, Daily activity Energy Expenditure and Mortality Among Older Adults, *JAMA*, 296, p171-179, 2006.

〔240〕 Manniche C. et al, Clinical Trial of Intensive Muscle Training for Chronic Low Back Pain, *Lancet*, 2, p1473-1476, 1988.

〔241〕 Manniche C. et al, Intensive Dynamic Back Exercises for Chronic Low Back Pain: A Clinical Trial, *Pain*, 47, p53-63, 1991.

〔242〕 Mannion AF. et al, A Randomized Clinical Trial of Three Active Therapies for Chronic Low Back Pain, *Spine*, 24, p2435-2448, 1999.

〔243〕 Mannion AF. et al, Active Therapy for Chronic Low Back Pain Part 1. Effects on Back Muscle Activation, Fatigability, and Strength, *Spine*, 26, p897-908, 2001.

〔244〕 Mannion AF. et al, Active Therapy for Chronic Low Back Pain: Part 3. Factors Influencing Self-Rated Disability and Its Change Following Therapy,

Spine, 26, p920-929, 2001.
〔245〕 Mannion AF. et al, Comparison of Three Active Therapies for Chronic Low Back Pain: Results of A Randomized Clinical Trial with One-Year Follow-up, *Rheumatology*, 40, p772-778, 2001.
〔246〕 Marras WS. et al, The Influence of Psychosocial Stress, Gender, and Personality on Mechanical Loading of the Lumbar Spine, *Spine*, 25, p3045-3054, 2000.
〔247〕 Martimo KP et al, Manual Material Handling Advice and Assistive Devices for Preventing and Treating Back Pain in Workers, *Cochrane Database Syst Rev*, 18, 2007.
〔248〕 Martimo KP. et al, Effect of Training and Lifting Equipment for Preventing Back Pain in Lifting and Handling: Systematic Review, *BMJ*, 336, p429-431, 2008.
〔249〕 Martimo KP. et al, Manual Material Handling Advice and Assistive Devices for Preventing and Treating Back Pain in Workers, *Cochrane Database Syst Rev*, Issue 3, 2007.
〔250〕 Martin BI. et al, Expenditures and Health Status Among Adults with Back and Neck Problems, *JAMA*, 299, p656-664, 2008.
〔251〕 McAfee PC, Interbody Fusion Cages in Reconstructive Operations on the Spine, *J Bone Joint Surg Am*, 81, p859-880, 1999.
〔252〕 McBeth J. et al, The Role of Workplace Low-Level Mechanical Trauma, Posture and Environment in the Onset of Chronic Widespread Pain, *Rheumatology*, 42, p1486-1494, 2003.
〔253〕 McCluskey S. et al, The Implementation of Occupational Health Guidelines Principles for Reducing Sickness Absence due to Musculoskeletal Disorders, *Occup Med*, 56, p237-242, 2006.
〔254〕 McCrea C. et al, Effects of Perceived Treatment on Quality of Life and Medical Outcomes in A Double-Blind Placebo Surgery Trial, *Arch Gen Psychiatry*, 61, p412-420, 2004.
〔255〕 McGlynn EA. et al, The Quality of Health Care Delivered to Adults in the United States, *N Engl J Med*, 348, p2635-2645, 2003.
〔256〕 McGregor AH. et al, The Development of An Evidence-Based Patient Booklet for Patients Undergoing Lumbar Discectomy and Un-Instrumented Decompression, *Eur Spine J*, 16, p339-346, 2007.
〔257〕 McGuire DK. et al, A 30-Year Follow-up of the Dallas Bedrest and Training Study: Ⅱ. Effect of Age on Cardiovascular Adaptation to Exercise Training, *Circulation*, 104, p1358-1366, 2001.
〔258〕 McGuirk B. et al, Safety, Efficacy, and Cost Effectiveness of Evidence-Based

Guidelines for the Management of Acute Low Back Pain in Primary Care, *Spine*, 26, p2615-2622, 2001.

〔259〕 McMahon MJ. et al, Early Childhood Abuse in Chronic Spinal Disorder Patients. A Major Barrier to Treatment Success, *Spine*, 22, p2408-2415, 1997.

〔260〕 McTiernan A. et al, Relation of BMI and Physical Activity to Sex Hormones in Postmenopausal Women, *Obesity*, 14, p1662-1677, 2006.

〔261〕 Michie S & Willams S, Reducing Work Related Psychological Ill Health and Sickness Absence A Systematic Literature Review, *Occup Environ Med*, 60, p3-9, 2003.

〔262〕 Mikesky AE. et al, Effects of Strength Training on the Incidence and Progression of Knee Osteoarthritis, *Arthritis Rheum*, 55, p690-699, 2006.

〔263〕 Mirza SK & Deyo RA, Systematic Review of Randomized Trials Comparing Lumbar Fusion Surgery to Nonoperative Care for Treatment of Chronic Back Pain, *Spine*, 32, p816-823, 2007.

〔264〕 Modic MT. et al, Acute Low Back Pain and Radiculopathy: MR Imaging Findings and Their Prognostic Role and Effect on Outcome, *Radiology*, 237, p597-604, 2005.

〔265〕 Moffett JK. et al, Randomised Controlled trial of Exercise for Low Back Pain: Clinical Outcomes, Costs, and Preferences, *BMJ*, 319, p279-283, 1999.

〔266〕 Mora S. et al, Physical Activity and Reduced Risk of Cardiovascular Events: Potential Mediating Mechanisms, *Circulation*, 116, p2110-2118, 2007.

〔267〕 Moseley JB. et al, A Controlled Trial of Arthroscopic Surgery for Osteoarthritis of the Knee, *N Engl J Med*, 347, p81-88, 2002.

〔268〕 Moynihan R & Henry D, The Fight Against Disease Mongering: Generating Knowledge for Action, *PLoS Med*, 3, p191, 2006.

〔269〕 マッシー池田のホームページ（http://square.umin.ac.jp/%7Emassie-tmd/Welcome.html）。

〔270〕 松永和紀『メディア・バイアス』光文社、2007年。

〔271〕 Nachemson AL, The Lumbar Spine: An Orthopaedlc Challenge, *Spine*, 1, p59-71, 1976.

〔272〕 Nachemson AL & Jonsson E, *Neck and Back Pain*, Lippincott Williams & Wilkins, 2000.

〔273〕 Nakanishi N & Suzuki K, Daily Life Activity and the Risk of Developing Hypertension in Middle-Aged Japanese Men, *Arch Intern Med*, 165, p214-220, 2005.

〔274〕 New Zealand Acute Low Back Pain Guide, 2004（http://www.nzgg.org.nz/guidelines/0072/acc1038_col.pdf）.

〔275〕 Niemisto L. et al, Radiofrequency Denervation for Neck and Back Pain,

Cochrane Database Syst Rev, Issue 1, 2003.
〔276〕 Niemistö L. et al, Predictive Factors for 1-Year Outcome of Chronic Low Back Pain Following Manipulation, Stabilizing Exercises, and Physician Consultation or Physician Consultation Alone, *J Rehabil Med*, 36, p104-109, 2004.
〔277〕 North American Spine Society, Clinical Guidelines for Multidisciplinary Spine Care: Diagnosis and Treatment of Degenerative Lumbar Spinal Stenosis,2007 (http://www.spine.org/Documents/NASSCG_Stenosis.pdf).
〔278〕 日本心身医学会教育研修委員会編、心身医学の新しい診療指針、心身医学、31, p537-576, 1991.
〔279〕 OECD Health Data 2005 (http://www.oecd.org/LongAbstract/0,3425,en_2649_33929_35029542_1_1_1_1,00.html) .
〔280〕 Ostelo RWJG. et al, Rehabilitation After Lumbar Disc Surgery, *Cochrane Database Syst Rev*, Issue 2, 2002.
〔281〕 Ostelo RWJG. et al, Behavioural Treatment for Chronic Low-back Pain, *Cochrane Database Syst Rev*, Issue 1, 2005.
〔282〕 Ostelo RW. et al, Rehabilitation After Lumbar Disc Surgery, *Cochrane Database Syst Rev*, Issue 4. 2008.
〔283〕 Osterman H. et al, Effectiveness of Microdiscectomy for Lumbar Disc Herniation: A Randomized Controlled Trial with 2 Years of Follow-up, *Spine*, 31, p2409-2414, 2006.
〔284〕 オスラー, ウイリアム『平静の心』日野原重明他訳、医学書院、2003年。
〔285〕 大槻真一郎編『新訂ヒポクラテス全集』エンタプライズ、1997年。
〔286〕 Pedersen JØ. et al, The Combined Influence of Leisure-Time Physical Activity and Weekly Alcohol Intake on Fatal Ischaemic Heart Disease and All-Cause Mortality, *Eur Heart J*, 29, p204-212, 2008.
〔287〕 Pelletier KR. et al, Current Trends in the Integration and Reimbursement of Complementary and Alternative Medicine by Managed Care, Insurance Carriers, and Hospital Providers, *Am J Health Promot*, 12, p112-122, 1997.
〔288〕 Pengel LH. et al, Acute Low Back Pain: Systematic Review of Its Prognosis, *BMJ*, 327, p323, 2003.
〔289〕 Peul WC. et al, Surgery versus Prolonged Conservative Treatment for Sciatica, *N Engl J Med*, 356, p2245-2256, 2007.
〔290〕 Peul WC. et al, Prolonged Conservative Care Versus Early Surgery in Patients with Sciatica Caused by Lumbar Disc Herniation: Two Year Results of A Randomised Controlled Trial, *BMJ*, 336, p1355-1358, 2008.
〔291〕 Pincus T. et al, A Systematic Review of Psychological Factors as Predictors of Chronicity/Disability in Prospective Cohorts of Low Back Pain, *Spine*, 27, p109-120, 2002.

〔292〕 Polly DW Jr, Adapting Innovative Motion-Preserving Technology to Spinal Surgical Practice: What Should We Expect to Happen ?, *Spine*, 28, pS104-109, 2003.

〔293〕 Porchet F. et al, The assessment of Appropriate Indications for Laminectomy, *J Bone Joint Surg Br*, 81, p234-239, 1999.

〔294〕 Preyde M, Effectiveness of Massage Therapy for Subacute Low-Back Pain: A Randomized Controlled Trial, *CMAJ*, 162, p1815-1820, 2000.

〔295〕 Pruimboom L & van Dam AC, Chronic Pain: A Non-Use Disease, *Med Hypotheses*, 68, p506-511, 2007.

〔296〕 Racunica TL. et al, Effect of Physical Activity on Articular Knee Joint Structures in Community-Based Adults, *Arthritis Rheum*, 57, p1261-1268, 2007.

〔297〕 Rainville J. et al, Exploration of Physicians' Recommendations for Activities in Chronic Low Back Pain, *Spine*, 25, p2210-2220, 2000.

〔298〕 Rainville J. et al, Exercise as A Treatment for Chronic Low Back Pain, *Spine J*, 4, p106-115, 2004.

〔299〕 Rampersaud E. et al, Physical Activity and the Association of Common FTO Gene Variants with Body Mass Index and Obesity, *Arch Intern Med*, 168, p1791-1797, 2008.

〔300〕 Ratcliffe J. et al, A Randomised Controlled Trial of Acupuncture Care for Persistent Low Back Pain: Cost Effectiveness Analysis, *BMJ*, 333, p626, 2006.

〔301〕 Ravaglia G. et al, Physical Activity and Dementia Risk in the Elderly: Findings from a Prospective Italian Study, *Neurology*, 70, p1786-1794, 2008.

〔302〕 Reddell CR. et al, An Evaluation of A Weightlifting Belt and Back Injury Prevention Training Class for Airline Baggage Handlers, *Appl Ergon*, 23, p319-329, 1992.

〔303〕 Richardson CR. et al, Physical Activity and Mortality Across Cardiovascular Disease Risk Groups, *Med Sci Sports Exerc*, 36, p1923-1929, 2004.

〔304〕 Roelofs PDDM. et al. Non-steroidal Anti-inflammatory Drugs for Low Back Pain, *Cochrane Database Syst Rev*, Issue 1, 2008.

〔305〕 Roland M & van Tulder M, Should Radiologists Change the Way They Report Plain Radiography of the Spine ?, *Lancet*, 352, p229-230, 1998.

〔306〕 Roos EM. et al, Positive Effects of Moderate Exercise on Glycosaminoglycan Content in Knee Cartilage: A Four-Month, Randomized, Controlled Trial in Patients at Risk of Osteoarthritis, *Arthritis Rheum*, 52, p3507-3514, 2005.

〔307〕 Rosomoff HL & Rosomoff RS, Low Back Pain: Evaluation and Management in the Primary Care Setting, *Med Clin North Am*, 83, p643-662, 1999.

〔308〕 Rothkamm K & Löbrich M, Evidence for A Lack of DNA Double-Strand Break Repair in Human Cells Exposed to Very Low X-Ray Doses, *Proc Natl*

Acad Sci USA, 100, p5057-5062, 2003.
〔309〕 Rovio S. et al, Leisure-Time Physical Activity at Midlife and the Risk of Dementia and Alzheimer's Disease, *Lancet Neurol*, 4, p705-711, 2005.
〔310〕 Royal College of General Practitioners, Clinical Guidelines for the Management of Acute Low Back Pain, *Royal College of General Practitioners*, 2001.
〔311〕 Royal College of General Practitioners & NHS Executive, *The Back Book*, Stationery Office Books, 2002.
〔312〕 Rozenberg S. et al, Bed Rest or Normal Activity for Patients with Acute Low Back Pain: A Randomized Controlled Trial, *Spine*, 27, p1487-1493, 2002.
〔313〕 Ruiz JR. et al, Association Between Muscular Strength and Mortality in Men: Prospective Cohort Study, *BMJ*, 337, p439, 2008.
〔314〕 Sackett DL. et al, Evidence Based Medicine: What It Is and What It Isn't, *BMJ*, 312, p71-72, 1996.
〔315〕 Sahar T. et al, Insoles for Prevention and Treatment of Back Pain, *Cochrane Database Syst Rev*, Issue 4, 2007.
〔316〕 Sarno JE, *Mind Over Back Pain*, William Morrow & Co, 1984.
〔317〕 Sarno JE, *Healing Back Pain*, Warner Books, 1991.
〔318〕 Sarno JE, *The Mind Body Prescription*, Warner Books, 1998.
〔319〕 Sarno JE, *The Divided Mind*, Regan Books, 2006.
〔320〕 Savage RA. et al, The Relationship Between the Magnetic Resonance Imaging Appearance of the Lumbar Spine and Low Back Pain, Age and Occupation in Males, *Eur Spine J*, 6, p106-114, 1997.
〔321〕 Schade V. et al, The Impact of Clinical, Morphological, Psychosocial and Work-Related Factors on the Outcome of Lumbar Discectomy, *Pain*, 80, p239-249, 1999.
〔322〕 Schonstein E & Kenny DT, Diagnoses and Treatment Recommendations on Workers Compensation Certificates, *MJA*, 173, p419-422, 2000.
〔323〕 Schonstein E. et al, Work Conditioning, Work Hardening and Functional Restoration for Workers with Back and Neck Pain, *Cochrane Database Syst Rev*, Issue 3, 2003.
〔324〕 Schultz IZ. et al, Psychosocial Factors Predictive of Occupational Low Back Disability: Towards Development of A Return-to-Work Model, *Pain*, 107, p77-85, 2004.
〔325〕 Schwarzer AC. et al, The Ability of Computed Tomography to Identify a Painful Zygapophysial Joint in Patients with Chronic Low Back Pain, *Spine*, 20, p907-912, 1995.
〔326〕 Schönstein E & Kenny DT, Diagnoses and Treatment Recommendations on

Workers Compensation Medical Certificates, *Med J Aust*, 173, p419-422, 2000.
〔327〕 Scott DJ. et al, Individual Differences in Reward Responding Explain Placebo-Induced Expectations and Effects, *Neuron*, 55, p325-336, 2007.
〔328〕 Shaw WS. et al, Early Prognosis for Low Back Disability: Intervention Strategies for Health Care Providers, *Disabil Rehabil*, 23, p815-828, 2001.
〔329〕 Sherman KJ. et al, Comparing Yoga, Exercise, and a Self-Care Book for Chronic Low Back Pain: A Randomized, Controlled Trial, *Ann Intern Med*, 143, p849-856, 2005.
〔330〕 Shojania KG. et al, How Quickly Do Systematic Reviews Go Out of Date ? A Survival Analysis, *Ann Intern Med*, 147, p224-233, 2007.
〔331〕 Simotas AC. et al, Nonoperative Treatment for Lumbar Spinal Stenosis. Clinical and Outcome Results and A 3-Year Survivorship Analysis, *Spine*, 25, p197-203, 2000.
〔332〕 Sinner P. et al, The Association of Physical Activity with Lung Cancer Incidence in A Cohort of Older Women: The Iowa Women's Health Study, *Cancer Epidemiol Biomarkers Prev*, 15, p2359-2363, 2006.
〔333〕 Slentz CA. et al, Inactivity, Exercise Training and Detraining, and Plasma Lipoproteins. STRRIDE: A Randomized, Controlled Study of Exercise Intensity and Amount, *J Appl Physiol*, 103, p432-442, 2007.
〔334〕 Slipman CW. et al, Epidemiology of Spine Tumors Presenting to Musculoskeletal Physiatrists, *Arch Phys Med Rehabil*, 84, p492-495, 2003.
〔335〕 Smith BH & Elliott AM, Active Self-management of Chronic Pain in the Community, *Pain*, 113, p249-250, 2005.
〔336〕 Snook SH. et al, The Reduction of Chronic, Nonspecific Low Back Pain Through the Control of Early Morning Lumbar Flexion: 3-Year Follow-up, *J Occup Rehabil*, 12, p13-19, 2002.
〔337〕 Snowling NJ & Hopkins WG, Effects of Different Modes of Exercise Training on Glucose Control and Risk Factors for Complications in Type 2 Diabetic Patients: A Meta-Analysis, *Diabetes Care*, 29, p2518-2527, 2006.
〔338〕 Spengler DM. et al, Elective Discectomy for Herniation of A Lumbar Disc. Additional Experience with An Objective Method, *J Bone Joint Surg Am*, 72, p230-237, 1990.
〔339〕 Spinhoven P. et al, Catastrophizing and Internal Pain Control as Mediators of Outcome in the Multidisciplinary Treatment of Chronic Low Back Pain, *Eur J Pain*, 8, p211-219, 2004.
〔340〕 Splithoff CA, Lumbosacral Junction; Roentgenographic Comparison of Patients with and without Backaches, *JAMA*, 152, p1610-1613, 1953.
〔341〕 Spronk S. et al, Intermittent Claudication: Clinical Effectiveness of

Endovascular Revascularization versus Supervised Hospital-based Exercise Training - Randomized Controlled Trial, *Radiology*, 250, 586-595, 2009.
〔342〕Staal JB. et al, Graded Activity for Low Back Pain in Occupational Health Care: A Randomized, Controlled Trial, *Ann Intern Med*, 140, p77-84, 2004.
〔343〕Staal JB. et al, Injection Therapy for Subacute and Chronic Low-Back Pain, *Cochrane Database Syst Rev*, Issue 3, 2008.
〔344〕Stewart KJ. et al, Exercise Effects on Bone Mineral Density Relationships to Changes in Fitness and Fatness, *Am J Prev Med*, 28, p453-460, 2005.
〔345〕Stewart KJ. et al, Exercise and Risk Factors Associated with Metabolic Syndrome in Older Adults, *Am J Prev Med*, 28, p9-18, 2005.
〔346〕Storheim K. et al, Intensive Group Training Versus Cognitive Intervention in Sub-Acute Low Back Pain: Short-Term Results of A Single-Blind Randomized Controlled Trial, *J Rehabil Med*, 35, p132-140, 2003.
〔347〕Symonds TL. et al, Absence Resulting from Low Back Trouble Can be Reduced by Psychosocial Intervention at the Work-place, *Spine*, 20, p2738-2745, 1995.
〔348〕サーノ, ジョン『サーノ博士のヒーリング・バックペイン』長谷川淳史他訳、春秋社、1999年。
〔349〕サーノ, ジョン『心はなぜ腰痛を選ぶのか』長谷川淳史他訳、春秋社、2003年。
〔350〕坂野雄二『認知行動療法』日本評論社、1995年。
〔351〕島薗安雄『コンサルテーション・リエゾン精神医学』金原出版、1991年。
〔352〕菅谷明子『メディア・リテラシー』岩波書店、2000年。
〔353〕Taylor RS. et al, Spinal Cord Stimulation for Chronic Back and Leg Pain and Failed Back Surgery Syndrome: A Systematic Review and Analysis of Prognostic Factors, *Spine*, 30, p152-160, 2005.
〔354〕The Norwegian Back Pain Network, Acute Low Back Pain Interdisciplinary Clinical Guidelines, 2002（http://www.ifomt.org/pdf/Norway_Acute_Low_Back.pdf）.
〔355〕The PLoS Medicine Editors, False Hopes, Unwarranted Fears: The Trouble with Medical News Stories, 2008（http://medicine.plosjournals.org/perlserv/?request=get-document&doi=10.1371/journal.pmed.0050118）.
〔356〕The SPELL（http://spell.umin.jp/index.htm）.
〔357〕The Swedish Council on Technology Assessment in Health Care, Back Pain, Neck Pain: An Evidence-Based Literature Review, 2000（http://www.sbu.se/en/Published/Yellow/Back-and-neck-pain/）.
〔358〕Thomas KB, General Practice Consultations: is There Any Point in Being Positive ?, *BMJ*, 294, p1200-1202, 1987.
〔359〕Thomas KJ. et al, Randomised Controlled Trial of a Short Course of

Traditional Acupuncture Compared with Usual Care for Persistent Non-specific Low Back Pain, *BMJ*, 333, p623, 2006.

〔360〕 Thorpe KE. et al, Which Medical Conditions Account for the Rise in Health Care Spending ?, *Health Aff*, Web Exclusives: W4, p437-445, 2004.

〔361〕 Torgerson WR & Dotter WE, Comparative Roentgenographic Study of the Asymptomatic and Symptomatic Lumbar Spine, *J Bone Joint Surg Am*, 58-A, p850-853, 1976.

〔362〕 Torstensen TA. et al, Efficiency and Costs of Medical Exercise Therapy, Conventional Physiotherapy, and Self-Exercise in Patients with Chronic Low Back Pain. A pragmatic, Tandomized, Single-Blinded, Controlled Trial with 1-Year Follow-up, *Spine*, 23, p2616-2624, 1998.

〔363〕 Torp S. et al, The Impact of Social and Organizational Factors on Workers' Coping with Musculoskeletal Symptoms, *Phys Ther*, 81, p1328-1338, 2001.

〔364〕 Trief PM. et al, A Prospective Study of Psychological Predictors of Lumbar Surgery Outcome, *Spine*, 25, p2616-2621, 2000.

〔365〕 Turk DC & Flor H, Etiological Theories and Treatments for Chronic Back Pain. II. Psychological Models and Interventions, *Pain*, 19, p209-233. 1984.

〔366〕 Turner JA and Jensen MP, Efficacy of Cognitive Therapy for Chronic Low Back pain, *Pain*, 52, p169-177, 1993.

〔367〕 Turner JA. et al, Surgery for Lumbar Spinal Stenosis, Attempted Meta-Analysis of the Literature, *Spine*, 17, p1-8, 1992.

〔368〕 Turner JA, Educational and Behavioral Interventions for Back Pain in Primary Care, *Spine*, 21, p2851-2857, 1996.

〔369〕 Tveito TH. et al, Low Back Pain Interventions at the Workplace: A Systematic Literature Review, *Occup Med*, 54, p3-13, 2004.

〔370〕 Tworoger SS. et al, Effects of A Yearlong Moderate-Intensity Exercise and A Stretching Intervention on Sleep Quality in Postmenopausal Women, *Sleep*, 26, p830-836, 2003.

〔371〕 丹野義彦『エビデンス臨床心理学』日本評論社、2001 年。

〔372〕 UK BEAM Trial Team, United Kingdom Back Pain Exercise and Manipulation (UK BEAM) Randomised Trial: Effectiveness of Physical Treatments for Back Pain in Primary Care, *BMJ*, 329, p1377, 2004.

〔373〕 US Department of Health and Human Services, Public Health Service, Agency for Health Care Policy and Research, Clinical Practice Guideline No.14; *Acute Low Back Problems in Adults*, the Government Printing Office, 1994.

〔374〕 Urquhart DM. et al, Antidepressants for Non-specific Low Back Pain, *Cochrane Database Syst Rev*, Issue 1, 2008.

〔375〕 Urrutia G. et al, Neuroreflexotherapy for Non-specific Low-back Pain,

Cochrane Database Syst Rev, Issue 2, 2004.
〔376〕Victorian Workcover Authority, Guidelines for the Management of Employees with Compensable Low Back Pain, *Victorian Workcover Authority*, 1996.
〔377〕Videman T. et al, The Long-Term Effects of Physical Loading and Exercise Lifestyles on Back-Related Symptoms, Disability, and Spinal Pathology Among Men, *Spine*, 20, p699-709, 1995.
〔378〕Videman T. et al, Associations Between Back Pain History and Lumbar MRI Findings, *Spine*, 28, p582-588, 2003.
〔379〕Videman T. et al, The Effects of Anthropometrics, Lifting Strength, and Physical Activities in Disc Degeneration, *Spine*, 32, p1406-1413, 2007.
〔380〕Vlaeyen JW. et al, Fear of Movement/ (re) injury in Chronic Low Back Pain and Its Relation to Behavioral Performance, *Pain*, 62, p363-372, 1995.
〔381〕Vlaeyen JW & Linton SJ, Fear-Avoidance and its Consequences in Chronic Musculoskeletal Pain: A State of the Art, *Pain*, 85, p317-332, 2000.
〔382〕Vroomen PC. et al, Lack of Effectiveness of Bed Rest for Sciatica, *N Engl J Med*, 340, p418-423, 1999.
〔383〕Vreeman RC & Carroll AE, Medical Myths, *BMJ*, 335, p1288-1289, 2007.
〔384〕Waber RL. et al, Commercial Features of Placebo and Therapeutic Efficacy, *JAMA*, 299, p1016-1017, 2008.
〔385〕Waddell G. et al, Failed Lumbar Disc Surgery and Repeat Surgery Following Industrial Injuries, *J Bone Joint Surg Am*, 61, p201-207, 1979.
〔386〕Waddell G, 1987 Volvo Award in Clinical Sciences. A New Clinical Model for the Treatment of Low-Back Pain, *Spine*, 12, p632-644, 1987.
〔387〕Waddell G. et al, Systematic Reviews of Bed Rest and Advice to Stay Active for Acute Low Back Pain, *Br J Gen Pract*, 47, p647-652, 1997.
〔388〕Waddell G & Burton AK, Occupational Health Guidelines for the Management of Low Back Pain at Work: Evidence Review, *Occup Med*, 51, p124-135, 2001.
〔389〕Waddell G, The back pain revolution, *Churchill Livingstone*, 2004.
〔390〕Waddell G. et al, Working Backs Scotland: A Public and Professional Health Education Campaign for Back Pain, *Spine*, 32, p2139-2143, 2007.
〔391〕Walker BF, The Prevalence of Low Back Pain: A Systematic Review of the Literature from 1966 to 1998, *J Spinal Disord*, 13, p205-217, 2000.
〔392〕Walsh NE & Schwartz RK, The Influence of Prophylactic Orthoses on Abdominal Strength and Low Back Injury in the Workplace, *Am J Phys Med Rehabil*, 69, p245-250, 1990.
〔393〕Wassell JT. et al, A Prospective Study of Back Belts for Prevention of Back

Pain and Injury, *JAMA*, 284, p 2727-2732, 2000.

〔394〕 Watson KD. et al, Low Back Pain in Schoolchildren: Occurrence and Characteristics, *Pain*, 97, p87-92, 2002.

〔395〕 Watson KD. et al, Low Back Pain in Schoolchildren: The Role of Mechanical and Psychosocial Factors, *Arch Dis Child*, 88, p12-17, 2003.

〔396〕 Weber H, Lumbar Disc Herniation: A Controlled, Prospective Study with Ten Years of Observation, *Spine*, 8, p131-140, 1983.

〔397〕 Weiner BK, Historical Perspective: The Development and Use of Spinal Disease Categories, *Spine*, 33, p925-930, 2008.

〔398〕 Weinstein JN. et al, Surgical Versus Nonsurgical Therapy for Lumbar Spinal Stenosis, *N Engl J Med*, 358, p794-810, 2008.

〔399〕 Weinstein JN. et al, Surgical vs Nonoperative Treatment for Lumbar Disk Herniation: the Spine Patient Outcomes Research Trial (SPORT) : A Randomized Trial, *JAMA*, 296, p2441-2450, 2006.

〔400〕 Weinstein JN. et al, Surgical vs Nonoperative Treatment for Lumbar Disk Herniation: the Spine Patient Outcomes Research Trial (SPORT) Observational Cohort, *JAMA*, 296, p2451-2459, 2006.

〔401〕 Weinstein JN. et al, United States' Trends and Regional Variations in Lumbar Spine Surgery: 1992-2003, *Spine*, 31, p2707-2714, 2006.

〔402〕 Werner EL. et al, Healthcare provider back pain beliefs unaffected by a media campaign, *Scand J Prim Health Care*, 26, p50-56, 2008.

〔403〕 Werner EL. et al, Low Back Pain Media Campaign: No Effect on Sickness Behaviour,*Patient Educ Couns*, 71, p198-203, 2008.

〔404〕 Werner EL. et al, Peer Support in An Occupational Setting Preventing LBP-Related Sick Leave, *Occup Med*, 57, p590-595, 2007.

〔405〕 Whelton SP. et al, Effect of Aerobic Exercise on Blood Pressure: A Meta-Analysis of Randomized, Controlled Trials, *Ann Intern Med*, 136, p493-503, 2002.

〔406〕 Whooley MA. et al, Depressive Symptoms, Health Behaviors, and Risk of Cardiovascular Events in Patients with Coronary Heart Disease, *JAMA*, 300, p2379-2388, 2008.

〔407〕 Williams MA. et al, Resistance Exercise in Individuals with and without Cardiovascular Disease: 2007 Update: A Scientific Statement from the American Heart Association Council on Clinical Cardiology and Council on Nutrition, Physical Activity, and Metabolism, *Circulation*, 116, p572-584, 2007.

〔408〕 Witt BJ. et al, Cardiac Rehabilitation After Myocardial Infarction in the Community, *J Am Coll Cardiol*, 44, p988-996, 2004.

〔409〕 Woo JS. et al, The Influence of Age, Gender, and Training on Exercise Efficiency, *J Am Coll Cardiol*, 47, p1049-1057, 2006.

〔410〕 Working Backs Scotland, 2003 (http://www.workingbacksscotland.scot.nhs.uk/) .
〔411〕 Wyatt M. et al, Back Pain and Health Policy Research; The What, Why, How, Who, and When, *Spine*, 29, p468-475, 2004.
〔412〕 Young ME. et al, Medicine in the Popular Press: The Influence of the Media on Perceptions of Disease, 2008 (http://www.plosone.org/article/info% 3Adoi% 2F10.1371% 2Fjournal.pone.0003552) .
〔413〕 Yousefi-Nooraie R. et al, Low Level Laser Therapy for Nonspecific Low-back Pain, *Cochrane Database Syst Rev*, Issue 2, 2008.
〔414〕 Yusuf S. et al, Effect of Potentially Modifiable Risk Factors Associated with Myocardial Infarction in 52 Countries (The INTERHEART Study) : Case-Control Study, *Lancet*, 364, p937-952, 2004.
〔415〕 van Duijvenbode ICD. et al, Lumbar Supports for Prevention and Treatment of Low Back Pain, *Cochrane Database Syst Rev*, Issue 2, 2008.
〔416〕 van Gelder BM. et al, Physical Activity in Relation to Cognitive Decline in Elderly Men: The FINE Study, *Neurology*, 63, p2316-2321, 2004.
〔417〕 van Poppel MN. et al, Lumbar Supports and Education for the Prevention of Low Back Pain in Industry: A Randomized Controlled Trial, *JAMA*, 279, p1789-1794, 1998.
〔418〕 van Stralen KJ. et al, Regular Sports Activities Decrease the Risk of Venous Thrombosis, *J Thromb Haemost*, 5, p2186-2192, 2007.
〔419〕 van Tulder MW. et al, Spinal Radiographic Findings and Nonspecific Low Back Pain: A Systematic Review of Observational Studies, *Spine*, 22, p427-434, 1997.
〔420〕 van Tulder MW. et al, Conservative Treatment of Acute and Chronic Nonspecific Low Back Pain. A Systematic Review of Randomized Controlled Trials of the Most Common Interventions, *Spine*, 22, p2128-2156, 1997.
〔421〕 van Tulder MW. et al, Behavioral Treatment for Chronic Low Back Pain: A Systematic Review within the Framework of the Cochrane Back Review Group, *Spine*, 25, p2688-2699, 2000.
〔422〕 van Tulder MW. et al, Muscle Relaxants for Non-specific Low-back Pain, *Cochrane Database Syst Rev*, Issue 4, 2003.
〔423〕 van Tulder MW. et al, Behavioural Treatment for Chronic Low Back Pain, *Cochrane Database Syst Rev*, Issue 3, 2004.
〔424〕 van den Hoogen HM. et al, On the Accuracy of History, Physical Examination, and Erythrocyte Sedimentation Rate in Diagnosing Low Back Pain in General Practice. A Criteria-Based Review of the Literature, *Spine*, 20, p318-327, 1995.

〔425〕 van den Hout JH. et al, Secondary Prevention of Work-related Disability in Nonspecific Low Back Pain: Does Problem-solving Therapy Help ? A Randomized Clinical Trial, *Clin J Pain*, 19, p87-96, 2003.
〔426〕 van der Giezen AM. et al, Prediction of Return-to-Work of Low Back Pain Patients Sicklisted for 3-4 Months, *Pain*, 87, p285-294, 2000.

❖著者紹介❖
長谷川淳史（はせがわ・じゅんし）
1960年生まれ。北海道旭川市在住。TMSジャパン代表。EBM（根拠に基づく医療）に則した教育プログラム「TMSジャパン・メソッド」を開発し、全国各地でセミナーや講演などを行なっている。著書に『腰痛は〈怒り〉である』『腰痛は〈怒り〉である・CD付』（共に春秋社）、『腰痛は終わる！』（WAVE出版）、監訳書に『サーノ博士のヒーリング・バックペイン』『心はなぜ腰痛を選ぶのか』『TAOのセラピー』（共に春秋社）、共訳書に『代替医療ガイドブック』（春秋社）がある。ことに『腰痛は〈怒り〉である』は好評を博し、韓国と台湾でも翻訳出版されている。

TMSジャパン ▶▶▶ http://www.tms-japan.org/
E－メール ▶▶▶ junshi@tms-japan.org

❖CDナレーション❖
田中敦子（たなか・あつこ）
声優、女優、ナレーター。アニメ、海外ドラマ、外国映画を中心に活躍中。主な出演作品に『攻殻機動隊』シリーズ（草薙素子役）、『24－TWENTY FOUR－』（オードリー・レインズ役）、『コールドケース 迷宮事件簿』（リリー・ラッシュ役）、『フレンズ』（フィービー役）、『ジェリコ 閉ざされた街』（エミリー・サリバン役）などがあり、映画ではニコール・キッドマン、ジュリア・ロバーツ、ジェニファー・ロペス、モニカ・ベルッチ、ケイト・ベッキンセールなどの吹き替えを担当。2009年には朗読ライブユニット「Windy's murmur」を立ち上げる。マウスプロモーション所属。

田中敦子オフィシャルブログ「カフェ＊セントラルパーク」
▶▶▶ http://cafe-centralpark.at.webry.info/
「Windy's murmur 公式HP」▶▶▶ http://www.taeko.ne.jp/windys/

腰痛ガイドブック
——根拠に基づく治療戦略　［CD 付き］

2009 年 6 月 20 日　初版第 1 刷発行
2015 年 2 月 25 日　　　第 3 刷発行

著　者——長谷川淳史
発行者——澤畑吉和
発行所——株式会社 春秋社
〒101-0021　東京都千代田区外神田 2-18-6
Tel　03-3255-9611（営業）
03-3255-9614（編集）
振替　00180-6-24861
http://www.shunjusha.co.jp/
CD ナレーション——田中敦子（マウスプロモーション）
装　丁——小林義郎（スマイル）
印刷製本——萩原印刷株式会社

ISBN 978-4-393-71375-4

サーノ博士のヒーリング・バックペイン
——腰痛・肩こりの原因と治療

J. E. サーノ 著
長谷川淳史 監訳　浅田仁子 訳

四六判上製 264p・定価 2000 円（税別）

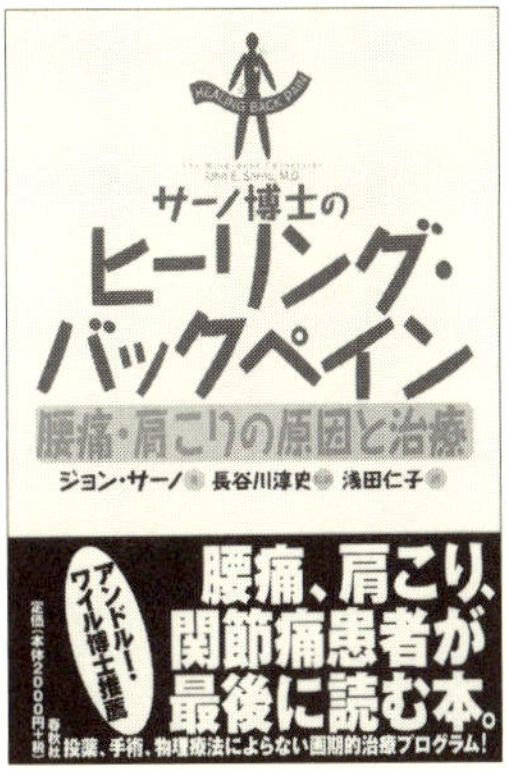

腰痛・関節痛・肩こりの原因は身体の構造的異常ではない。投薬、手術、物理療法によらないこの画期的治療プログラムを読んで理解するだけで、痛みから解放される。